《**常见肛肠病就医指南丛书**》总主编　李春雨　高春芳

中华医学会科学普及分会
中国医师协会肛肠医师分会　**推荐用书**
中国医师协会医学科普分会

肛周脓肿就医指南

主　编　李春雨　杨　波　聂　敏　孙丽娜

副主编　万　峰　杨会举　毛细云　路　瑶

U0346029

全国百佳图书出版单位
中国中医药出版社
·北　京·

图书在版编目（CIP）数据

肛周脓肿就医指南 / 李春雨等主编 .—北京：中国中医药出版社，
2022.12

（常见肛肠病就医指南丛书）

ISBN 978 – 7 – 5132 – 7524 – 8

Ⅰ . ①肛…　Ⅱ . ①李…　Ⅲ . ①肛门疾病—脓肿—诊疗—指南

Ⅳ . ① R657.1–62

中国版本图书馆 CIP 数据核字（2022）第 062151 号

中国中医药出版社出版

北京经济技术开发区科创十三街 31 号院二区 8 号楼

邮政编码　100176

传真　010–64405721

三河市同力彩印有限公司印刷

各地新华书店经销

开本 880×1230　1/32　印张 7.75　彩插 0.25　字数 144 千字

2022 年 12 月第 1 版　2022 年 12 月第 1 次印刷

书号　ISBN 978 – 7 – 5132 – 7524 – 8

定价　48.00 元

网址　www.cptcm.com

服 务 热 线　010-64405510

购 书 热 线　010-89535836

维 权 打 假　010-64405753

微信服务号　zgzyycbs

微商城网址　https://kdt.im/LIdUGr

官 方 微 博　http://e.weibo.com/cptcm

天猫旗舰店网址　https://zgzyycbs.tmall.com

《常见肛肠病就医指南丛书》
专家指导委员会

（以姓氏笔画为序）

丁　康（南京中医药大学附属南京中医院）

万　峰（中华医学会科学普及分会）

王永兵（上海市浦东新区人民医院）

王志民（山东省第二人民医院）

王欣鑫（辽宁中医药大学附属第三医院）

王继见（重庆医科大学附属第二医院）

韦　东（中南大学湘雅医学院附属海口医院）

毛细云（安徽中医药大学第一附属医院）

龙再菊（辽宁中医药大学附属第三医院）

白景舒（大连大学附属新华医院）

刘蔚东（中南大学湘雅医院）

孙　锋（广州中医药大学第一附属医院）

孙化中（山西省人民医院）

孙丽娜（辽宁中医药大学附属医院）

李国峰（长春中医药大学附属医院）

李春雨（中国医科大学附属第四医院）

李胜龙（南方医科大学附属南方医院）

杨　波（解放军总医院第八医学中心）

杨会举（河南中医药大学第三附属医院）

张小元（甘肃中医药大学附属医院）

张伟华（天津市人民医院）

张苏闽（南京中医药大学附属南京中医院）

张春旭（中国人民解放军联勤保障部队第988医院）

张振勇（云南省第一人民医院）

陈小朝（成都肛肠专科医院）

陈少明（上海理工大学附属市东医院）

范小华（广东省中医院）

林　林（烟台白石肛肠医院）

周海涛（中国医学科学院肿瘤医院）

胡响当（湖南中医药大学第二附属医院）

聂　敏（辽宁中医药大学附属第三医院）

徐　月（重庆市中医院）

高春芳（全军肛肠外科研究所）

郭修田（上海市中医医院）

黄美近（中山大学附属第六医院）

曹　波（贵州中医药大学第一附属医院）

崔志勇（山西省人民医院）

彭作英（黑龙江省中医药科学院）

蓝海波（成都肛肠专科医院）

《肛周脓肿就医指南》
编委会

《常见肛肠病就医指南丛书》
总主编简介

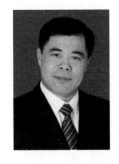

李春雨，全国著名肛肠外科专家、教授、主任医师、硕士生导师。现任中国医科大学附属第四医院肛肠外科主任。毕业于中国医科大学，医学硕士。兼任中国医师协会肛肠医师分会副会长兼科普专业委员会主任委员，中国医师协会医学科普分会常务委员兼肛肠专业委员会主任委员，国家健康科普专家库第一批专家，国际盆底疾病协会常务理事，辽宁省肛肠学会主任委员，沈阳市医师协会肛肠科医师分会主任委员等职。担任全国"十二五""十三五""十四五"研究生规划教材、本科生规划教材主编，出版《肛肠外科学》《肛肠病学》《肛肠外科手术学》等规划教材及专著38部。从事肛肠外科工作30余年，具有丰富的临床经验，秉承"微创、无痛、科学、规范"的治疗理念，对结、直肠肛门外科有较深的造诣，尤其擅长肛肠疾病的微创治疗。2016年在援疆期间，荣获"全国第八批省市优秀援疆干部人才""新疆塔城地区第二批优秀援疆干部人才""辽宁省第四批优秀援疆干部人才"等荣誉称号。

高春芳，全国著名肛肠外科专家，陆军军医大学博士生导师、教授，主任医师。原中国人民解放军第150中心医院院长，专业技术一级，文职一级。现任中国法学会常务委员，中国卫生法学会会长，中国医师协会常务委员，中国医师协会肛肠医师分会会长，全军肛肠外科研究所所长，全军新型装备毁伤生物效应及防治重点实验室主任。第十、十一届、十二届全国政协委员，享受国务院政府特殊津贴。自主攻克的低位直肠癌根治术中，新直肠角重建在会阴部设置人工肛门手术，成功解决了世界性的医学难题。曾获国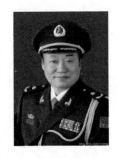家、军队、省部级科学技术二等奖及以上20项，主编与参编专著10余部。荣获"中国医师奖""全军技术重大贡献奖"，以及"全国首届中青年医学科技之星""国家有特殊贡献中青年专家""全国优秀科技工作者""全军爱军精武标兵"等荣誉称号。

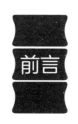

前言

　　肛肠病是一种常见病、多发病，几乎每个人一生中都有
发病之虞，故有"十人九痔"之说。随着经济的发展和生活
节奏加快，其患病率呈明显上升趋势，严重地影响人们的日
常生活和身心健康。但大多数人羞于启齿，缺乏认识，害怕
手术，最终酿成大病，甚至危及生命。健康生活是老百姓最
大的心愿，医生治病不能只凭一把手术刀，一捧小药片儿，
更应该通过健康科普宣教，使更多的人了解疾病防治常识，
并开展群众性的科普防治工作，减轻社会、家庭、患者的负
担与痛苦。这已是刻不容缓的工作。因此，为了帮助广大肛
肠病患者解除病痛和困扰，我们特组织中国医师协会肛肠医
师分会科普专业委员会和中国医师协会医学科普分会肛肠专
业委员会委员及国内知名的、权威的科普专家，结合本人多
年的宝贵临床经验，编写这套《常见肛肠病就医指南丛书》。

　　本套丛书共 7 个分册，包括《痔疮就医指南》《肛裂就医指南》《肛周脓肿就医指南》《肛瘘就医指南》《便秘就医指南》《结肠炎就医指南》《结直肠癌就医指南》，是一套集临床经验和科普常识于一体的肛肠专家的智慧结晶。该套丛书以一问一答的形式，向读者介绍了肛肠疾病的症状表现、检查方法、诊断治疗及预防保健等方面的防治知识，以通俗易懂的语言，为读者解释健康科普宣教知识。内容上兼顾科学性、权威性、知识性和趣味性，力求通俗易懂、深入浅出、图文并茂、科学实用，达到"未病早防，已病早治"的目的，努力让大多数民众看得懂、记得住。

本套丛书在编写过程中，得到了中华医学会科学普及分会主任委员、首都医科大学附属朝阳医院副院长郭树彬教授，中国医师协会肛肠医师分会会长、全军肛肠外科研究所所长高春芳教授的关心与支持，同时得到了中华医学会科学普及分会和中国医师协会肛肠医师分会全体委员的辛勤付出及中国中医药出版社的鼎力相助。在此，一并致以衷心的感谢。

由于我们精力有限，加之时间仓促，一些疏漏、不妥之处在所难免，敬请读者提出宝贵的意见和建议，以便进一步完善。

2022 年 2 月于沈阳

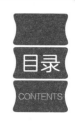

肛周脓肿就医指南

肛周脓肿就医指南

肛周脓肿就医指南

肛周脓肿就医指南

第四部分　治疗——科学治疗效果好　　097

肛周脓肿就医指南

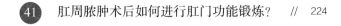
肛周脓肿就医指南

第一部分

症状——有了症状快就医

1. 什么是肛周脓肿?

肛周脓肿是指直肠肛管周围软组织内或其周围间隙发生的急性化脓性感染,并形成脓肿。脓肿破溃或切开后常形成肛瘘。肛周脓肿是肛管直肠周围炎症的急性期,而肛瘘则为其慢性期,绝大部分直肠肛管周围脓肿由肛腺感染引起。

2. 肛周脓肿有哪些临床症状?

肛周脓肿的临床症状表现在局部症状和全身症状两个方面。局部症状有突然发现肛门周围肿胀,两侧明显不对称,肿胀的部位皮肤发红、发热,肿胀剧痛,也就是常说的局部红、肿、热、痛,影响行走和坐凳。全身症状有发热寒颤,体温升高,常在38.5℃以上,还可有夜不能寐、疲乏无力、食欲不振等症状。深部脓肿还会引起大便排出困难,小便排出不畅,会阴部及尾骶部胀痛。

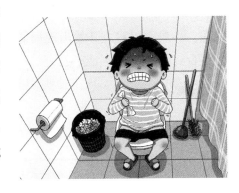

3. 肛周脓肿的一般表现有哪些？

一般表现是患者突然感到肛门周围肿胀、疼痛，呈胀痛或跳痛，可触及一硬块，压痛，继之疼痛加重，痛性肿块增大，并可出现畏寒、发热，在 3～5 天后局部可形成脓肿。低位脓肿局部症状重而全身症状轻；高位脓肿全身症状重而局部症状轻。脓肿可自行向肛管直肠内破溃自发排出脓液，排脓后疼痛缓解，全身症状好转或消失。形成肛瘘者，肛周脓肿可反复发作。

4. 肛周脓肿的局部症状有哪些？

肛门部肿痛，自觉肛门内隐痛、坠痛或刺痛，持续性胀痛和肛周肿块，排便时疼痛加重，病情发展迅速，症状日渐加重，一般一周左右开始出现局部跳痛，坐卧不宁。切开排脓或自行溃破后肿痛迅速减轻。结核性肛周脓肿则肿痛较轻，发展缓慢。

5. 肛周脓肿初发时症状有哪些?

肛周脓肿是一种常见的肛肠疾病,是指肛门直肠周围软组织内或其周围间隙内发生的急性或慢性化脓性感染形成的脓肿。它的早期主要症状如下:

(1)疼痛:为肛周脓肿最常见的症状,为逐渐加重的持续性肿痛或跳痛。

(2)硬结肿块:初期肛门周围突起一硬结肿块,并逐渐增大。

(3)发热:肛周脓肿患者,局部会出现红肿并伴有发热现象,常为低热,有时可出现高热。

6. 肛周脓肿后期可能有什么症状?

流脓的伤口不易愈合或暂时愈合后又复发流脓,经久不愈,就形成肛瘘。肛瘘表现为肛周有脓性分泌物排出,反复发作,患者苦不堪言。肛瘘和肛周脓肿是同一种感染疾病的两个阶段。

7.肛周脓肿是否有全身症状？

肛周脓肿除肛周疼痛等局部症状外，还有恶寒发热、全身倦怠、食欲不振、大便秘结、小便不畅等表现。脓肿破溃后体温较快恢复正常。结核性肛周脓肿可伴低热、盗汗、形体消瘦等症状。

8.肛周脓肿患者出现哪些信号时需要就医？

当患者出现以下情况应该去医院就医。①肛周疼痛：起初肛门内隐痛、坠胀，接着持续性胀痛；②排便后疼痛逐渐加重；③肛周肿块范围逐渐增大；④发热恶寒；⑤坐卧不安，行走不便。患者自己误认为患有痔疮，但第一次出现肛周疼痛时，建议应该到正规医院检查。尤其是出现疼痛逐渐加重，呈持续性，阵发性加剧，发热恶寒，端坐受限，或出现大小便困难时，也应尽早到医院确诊治疗，以免延误病情。

9.得了肛周脓肿一定会发热吗？

不一定。发热症状的出现与肛周脓肿的疾病发展阶段有很大的关联，不能一概而论地认为患有肛周脓肿一定就会发热。由于肛周脓肿有一个逐步进展的过程，所以脓肿形成的初期应称为炎症浸润期，是脓肿逐渐在局部形成瘀肿、炎性水肿的过程。同时由于局部血流量的增多和血流的加快，使得局部的皮肤温度升高。在初期这一阶段由于造成感染的致病菌没有进入全身血液循环，故而不会引起明显的全身中毒症状，仅仅停留在局部的红、肿、热、痛症状。肛周脓肿进展至中期时即化脓期，变性坏死的白细胞、液化的坏死组织、少量浆液、纤维素和病原菌在局部形成了脓汁，此时由于体内出现了感染导致白细胞升高，出现了全身的炎症反应，所以会引起体温升高，从而出现了发热的症状。

10. 肛周皮下脓肿有哪些症状?

肛周皮下脓肿占肛管直肠周围脓肿的 40% ～ 45%，位于肛门、肛管下部的皮下组织内，上方由筋膜与坐骨直肠间隙分隔。多发生于肛门后侧方。本病的主要症状是局限性红肿，疼痛明显，但很少发热。检查时有压痛及痛性硬块，化脓后有波动感，自行穿破者可见破口及脓液。

11. 坐骨直肠间隙脓肿有哪些症状?

坐骨直肠间隙脓肿占肛周脓肿的 15% ～ 25%,位于坐骨直肠窝内。坐骨直肠间隙呈楔形,在肛提肌与坐骨之间,底向下是肛门和坐骨结节之间的皮肤,尖向上在闭孔内肌筋膜与肛提肌的筋膜连接处。炎症初起时常觉肛门部不适或微痛,继之出现全身症状,如头痛、体温升高、脉搏加快、畏寒等,同时局部疼痛加重,坐卧不安,排便时疼痛尤重,有排尿困难、里急后重感。查体时可见肛门旁肿胀,皮肤紫红变硬,指检可扪及坐骨直肠窝饱满隆起、触痛。早期做坐骨直肠窝穿刺是发现坐骨直肠窝脓肿的最简单有效办法。

12. 骨盆直肠间隙脓肿有哪些症状?

骨盆直肠间隙脓肿占肛周脓肿的 2.5% ～ 9%,骨盆直肠间隙位于盆腔内,下为肛提肌,上为盆腔腹膜,后有直肠和侧韧带。其前方男性为膀胱和前列腺,女性为子宫和子宫阔韧带。脓肿发生后主要表现为全身中毒症状,肛门局部表现不明显,指检在肛提肌上方可摸到肿胀和触痛。由于感染位置较深,早期诊断不易,故对全身性感染中毒症状,乃至感染性休克而找不到病灶者要考虑本病可能，B 超或 CT 检查可帮助诊断。

13. 马蹄形脓肿有哪些症状？

马蹄形脓肿是在肛门、肛管后方及两侧蔓延的脓肿，多数在后方，由后中肛腺感染或一侧脓肿向对侧蔓延所致，可分为高位马蹄形脓肿和低位马蹄形脓肿。临床表现除全身感染症状外，局部表现为肛管后方肿胀及触痛，后期破溃流脓。

14. 低位肛周脓肿的临床表现是什么？

低位肛周脓肿无全身症状，以炎症浸润症状为主，表现为局部红、肿、热、痛，坐卧不安，排便困难，触之有波动感。若不及时切开引流，会自溃流脓，形成肛瘘。

15. 高位肛周脓肿的临床表现是什么？

高位肛周脓肿全身症状明显，开始仅有全身困倦不适、微热、纳差，常被误认为"感冒"，继而出现直肠沉重坠胀感，指诊可触及肿块，有压痛，偶有波动感，有肛周深度压痛，局部肿胀不明显。

16. 什么是肛瘘？

　　肛瘘是指肛管直肠与肛门周围皮肤相通的感染性管道。大部分肛瘘由肛门直肠脓肿破溃或切开排脓后形成。肛瘘是肛管直肠瘘的简称，又称肛漏，一般由内口、外口和瘘管三部分组成。其主要症状是从肛门周围皮肤上的疮口反复淋漓不断地向外流脓或脓血，甚至流出粪便，因而将此称作漏。民间称漏则依其症状而言，把这种从肛门周边皮肤上的疮口流出脓血或粪水的病，形象地比喻为疮孔内隐藏着一个偷粪老鼠，因而俗称为"偷粪老鼠"。本病在任何年龄都可发病，占肛肠科病例的 20% ～ 30%，多见于青壮年男性。

17. 肛周脓肿疼痛有何特点？

　　肛门周围突然肿胀、疼痛，呈持续性，伴阵发性加剧，溃破后流脓，发热，大便甚至小便困难，在肛门附近形成弥漫的、突出或不突出皮肤的硬性包块，若用镜子照一下就会发现，该包块发红、肿胀且发热。不仅如此，还有跳痛或剧烈疼痛，按压则疼痛加重。患病初期，疼痛并不那么严重而是逐渐加重，到后期，别说坐在椅子上，就连在床上稍微活动一下都会感到剧烈的疼痛。肛周脓肿只要早点切开放脓，就会马上感到舒服。

18. 肛门周围突然红肿、疼痛、发热是什么病？

上述症状是急性感染性症状，考虑为肛周脓肿。肛周脓肿的局部特点是红肿热痛，重者可导致行走、排尿困难等。

19. 肛周脓肿的患者肛周一定红肿吗？

不一定。临床上，肛周脓肿分为两种类型，一种是浅部脓肿，另一种是深部脓肿。只有浅部脓肿局部有红、肿、热、痛的特点。而深部脓肿因为发生病变较深，症状较隐匿，红肿热痛不明显，但是全身中毒症状明显。除肛周局部肿痛外，尚有高热、寒战、头痛、乏力及白细胞计数明显增高等特点。

20. 为什么肛周脓肿会出现全身发热和局部红肿？

因为肛周脓肿属于感染性疾病，所以其表现与非感染性肛肠病不同。人体内有一个体温调节中枢，使人的体温保持恒定不变，当人体某部位发生感染出现炎症反应时，病原菌释放的"毒素"和炎症区组织细胞变质、中性粒白细胞崩解等共同刺激体温调节中枢，使体温升高，表现出的症状就是全身发热（俗称发烧）。

体温升高对病菌的生存和繁殖不利，而对机体各组织器官则能增强代谢，加强功能，所以发热是机体的一种积极的防御性反应，也是机体给我们发出的一个信号，即出现发热就说明机体某部位有炎症了。

肛门局部红肿热痛，是因为肛门部发生炎症后局部动脉炎性充血，小静脉瘀血，所以炎症局部发红或呈暗红色。由于炎性充血、渗出及水肿，就造成炎症区的肿胀。由于炎性充血带来充足的氧和营养物质，使局部组织代谢亢进，产热增加，就会造成炎症区温度升高，表现为局部热。由于肛门周围的神经末梢属体神经，对疼痛敏感，发生炎症后，炎区组织的水肿和炎性浸润，炎区释放的一些化学物质刺激炎区神经末梢，导致肛门局部剧烈疼痛。这就是肛周脓肿会出现全身发热和肛门局部红肿热痛的原因。

21. 什么是肛周毛囊炎？

毛囊炎是葡萄球菌侵入毛囊所发生的化脓性炎症，俗称疖肿，好发于肛周，常多处发生，且有复发倾向，迁延难愈。肛周毛囊炎多由内蕴湿热，外感热邪，热盛肉腐成脓，脓毒流窜，互相贯通而发，或因素体虚弱，卫外不固，外感热毒，或因肌肤不洁，复遭风毒，内外搏结所致。本病主要发生在免疫力低下者或糖尿病患者，多因抓搔摩擦皮肤，葡萄球菌乘破损之机侵入肛周毛囊而引起炎症。

22. 肛周毛囊炎有哪些症状？

肛周毛囊炎初发于毛囊口，有针尖至绿豆大小的红色小丘疹，顶端形成一个黄白色小脓头，周围有炎性红晕，中心有毛囊贯穿，丘疹较多，散在分布，互不融合，瘙痒明显，痛感较轻。经过数天，脓头破溃，排出少量脓液渐愈。如反复发炎，迁延不愈，而转为慢性毛囊炎。

23. 什么是肛周化脓性大汗腺炎？

大汗腺即顶浆分泌腺，位于真皮深部，腺管开口于皮肤表面，一旦被阻塞，即发生感染。腺管因感染而破裂，在皮内和皮下组织内引起炎症，反复发作，广泛蔓延，形成范围较广的慢性炎症、小脓肿、复杂性窦道和瘘管，称为化脓性大汗腺炎，也叫化脓性汗腺炎。发病部位多在大汗腺分布区，如腋下、脐部、乳晕、肛门、臀部。发生于肛门周围者称为肛周化脓性大汗腺炎。肛管近端因无毛囊和汗腺，故本病好发于肛管远端，所形成的瘘管与肛窦也无关系。本病多发于20～24岁身体肥胖、好出汗的人，女性多于男性。本病长期不愈有恶变可能，多在病后10～20年。国外Jackman报道125例有4例变为鳞癌，发生率为3.2%。

24. 肛周化脓性大汗腺炎的症状有哪些?

本病多发生在青春期后，常发生在身体健康、皮肤油脂分泌过多而有痤疮的青壮年。本病初起在肛周会阴部、阴囊区皮内或皮下、单发或多发，大小不等，与汗腺、毛囊一致的炎性索条状痛性硬结、脓疱或疖肿，高出皮肤、微红、肿胀，可成群出现，或与邻近小硬结连成一片。硬结化脓后自行破溃或手术切开，流出稠厚有臭气的分泌物，破溃处为瘘口，形成瘘管和溃疡，红肿疼痛，皮肤逐渐增厚、变硬、色素沉着、呈暗紫色，瘘口处瘢痕多，纤维收缩使皮肤下陷，臀部皮肤凹凸不平。但病变仅位于皮下，不深入到内括约肌，若脓液破入皮下，炎症向深部蔓延，可突然发热，白细胞计数增多，局部肿痛加重，皮下广泛坏死，皮肤溃烂，可扩展到肛周、阴囊、阴唇、骶尾部、会阴部。晚期可出现贫血、消瘦，并发内分泌和脂肪代谢紊乱。

25. 什么是肛门周围蜂窝织炎？

肛门周围蜂窝织炎与身体其他部位的蜂窝织炎相同。是肛周皮下、筋膜下肌间隙或深部蜂窝组织的严重的暴发性化脓性感染，可迅速蔓延到会阴、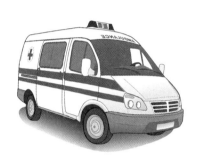
股部、腹股沟、腹壁和腹膜后组织。因组织大块坏死损伤肛门和直肠，造成肛门狭窄和失禁，常危及生命，可造成死亡。本病多发生于糖尿病、血液病患者或身体衰弱、抵抗力降低的老人。

26. 肛门周围蜂窝织炎的症状有哪些？

常因致病菌、毒性和发病部位、深浅不同，其临床症状也不同。

自觉畏寒发热、体温升高，虚脱，有时有败血症症状、肛门直肠沉重感、疼痛和里急后重，以后局部弥漫性肿胀，发展较快，剧痛。表浅炎症、局部明显红肿热痛，并向四周迅速扩大，病变区与正常皮肤无明显分界，中央部分因缺血发生坏死。深部炎症，局部红肿多不明显，只有水肿和深部压痛，但全身症状严重，高热寒战、头痛、乏力、白细胞计数增高。直肠周围炎症常有带血臭味脓液，由肛门流出。男性可能排尿困难。由大肠杆菌、厌氧性链球菌、类杆菌和多种肠道杆菌所感染的，症状较轻，体温并不太高，会阴部、腹部红肿，皮下有气肿，按之有捻发音，蜂窝组织和筋膜坏死，脓液恶臭有气。本病又称捻发音性蜂窝织炎，易与丹毒和急性坏死筋膜炎相混淆，应注意鉴别。

27. 肛周坏死性筋膜炎是怎么回事？

坏死性筋膜炎（NF）是一种由多种细菌感染（包括需氧菌和厌氧菌）引起，同时伴有会阴、外生殖器及肛周皮下坏死性筋膜的炎症。会阴部坏死性筋膜炎的发病率极低，是极为少见的一种坏死性软组织感染。本病在临床上主要以皮肤、皮下组织及浅深筋膜的进行性坏死而肌肉正常为特征。任何年龄都可发病，好发于 32 ～ 57 岁，男女之比为 1.4：1，但以男性居多。

该病起病急骤，发展迅速、凶险，局部组织广泛坏死，且极易扩散，如不早期诊断而延误治疗，"毒素"被大量吸收，感染极易发展到会阴部、腹部，危及全身，患者往往死于毒血症、败血症、呼吸衰竭、肾功能衰竭和多器官功能衰竭。尽管近年来广谱抗生素不断问世，细菌培养及敏感试验技术明显改进，但坏死性筋膜炎的病死率仍高达 30% ～ 60%，故提高对本病的认识具有重要的临床意义。

28. 肛周坏死性筋膜炎的症状有哪些？

临床上如发现患者有寒战、高热等全身症状，伴有局部皮肤出现疼痛、水疱、血疱或青紫，继而有广泛的皮肤筋膜坏死，应注意到本病。

29. 肛周坏死性筋膜炎的临床特点有哪些？

本病临床特点：①组织坏死，临床上不能区别的蜂窝织炎、筋膜炎和肌炎；②进展迅速，手术前预示扩展范围难；③缺乏明显的坏死；④全身毒性表现严重；⑤局部不一定有水肿、红斑、大疱、黑点和捻发音；⑥很多患者有全身虚弱疾病，因感染发展，引起感染性休克，死亡率达 74%。

30. 肛周坏死性筋膜炎的临床表现有哪些?

急性坏死性筋膜炎发病急,进展快,范围广,死亡率高,达74%。大多继发于腹部或会阴部创伤或手术后,有时也可发生于肢体轻微创伤后,均于外伤或术后3～4天发病。早期常为外阴部及肛周的不适或疼痛,伴有寒战、高热,体温高达41℃,个别患者神志恍惚、反应迟钝、不思饮食,有毒血症或脓毒血症等全身症状,可迅速引起中毒性休克。

患处皮肤红肿、疼痛,之后由于局部末梢神经坏死致感觉减退或消失,似皮革样僵硬,无波动感,并常出现水疱和血疱,皮肤青紫褐黑、坏死,周围有广泛的潜行皮缘,皮肤苍白,有血性浆液渗出或脓液、恶臭。需氧菌和厌氧菌混合感染的病例,压之有捻发感,皮下的捻发音在50%～60%的患者中常可见到,可与气性坏疽相鉴别,后者的特点为广泛性肌坏死。深部组织细菌培养或者血培养阳性。由于厌氧菌培养需要特殊条件,在基层医院或急诊情况下难以开展,影响其阳性率。术中切开发现皮下浅筋膜坏死广泛而肌肉正常,便可明确诊断。早期诊断还可进行病理检查,其特点是皮肤、皮下脂肪、浅深筋膜凝固性坏死,周围组织呈非特异性炎细胞浸润,血管壁呈纤维蛋白样坏死。

31. 低位肛周脓肿有何特点?

一般来讲,低位肛周脓肿是发生在低位间隙的浅部脓肿。其共同特点是局部红、肿、热、痛症状明显而全身症状轻或无,脓量相对少,容易确诊。之所以这样,是因为低位间隙比较表浅,一旦感染化脓,外表就能看到,所以局部症状明显;另外低位间隙体积小,有的只是高位间隙的几分之一,即使感染化脓,对全身的影响也小得多,所以表现为全身症状轻或无。在临床上低位脓肿的发病率远高于高位脓肿。

32. 高位肛周脓肿有何特点?

高位脓肿是发生在高位间隙的深部脓肿,在临床上的共同特点是发热、恶寒、排尿困难等全身症状重,局部症状不明显,位置较深,脓量相对较多,早期诊断相对较难,常被误诊为感冒或尿潴留而就诊于内科或泌尿外科。

33. 肛周肿块疼痛一定就是肛周脓肿吗?

引起肛周疼痛的疾病很多,除了肛周脓肿外,还有毛囊炎、化脓性汗腺炎、血栓性外痔、坏死性筋膜炎等。

（1）毛囊炎：肛周皮下的毛囊炎为化脓性细菌感染所导致，肿块较为表浅，周围皮肤焮红，肿块中心处有一白色脓栓，易溃易敛，破溃后不会形成肛瘘。

（2）化脓性汗腺炎：肛周化脓性汗腺炎由肛周皮下汗腺化脓感染所致，可与聚合性痤疮、穿凿性毛囊炎同时存在，称为毛囊闭锁三联征。病变浅而范围广，皮肤增厚，色素沉着，并有广泛性炎症和瘢痕形成，溃口间皮下彼此相通，呈现穿凿性改变。

（3）血栓性外痔：二者都表现为肛周局部的疼痛，坐立难安，但是血栓性外痔是由于静脉破裂出血导致血栓在皮下淤积，形成肛缘部的暗紫色肿块，异物感明显，位置一般更靠近肛门口，同时没有高热、寒战等全身不适症状。发病前通常有一定明显的诱因，例如搬动重物、用力排便等，通过病史的询问及专科检查可以鉴别。

（4）肛周坏死性筋膜炎：肛周坏死性筋膜炎是肛肠科的急危重症，死亡率高达 60% 以上。对于有基础疾病（例如糖尿病、肝硬化及恶性肿瘤等）的患者，若肛周脓肿的感染不能得到有效的控制，则会引发皮下组织及筋膜组织的坏死，演变为坏死性筋膜炎，导致中毒性休克、DIC 或多脏器功能衰竭等，危及生命。

34. 得了肛周脓肿一定要就医吗？

肛周脓肿的首选治疗方法就是手术治疗。通过手术彻底探查脓腔，切开引流，达到缓解局部疼痛、减轻痛苦、控制感染的目的。部分患者自行口服抗生素来控制症状，但盲目、不正确的"消炎"，反而会延误治疗，导致脓肿的处理更加棘手。因此，得了肛周脓肿后，一定要及时就医，经专科医师评估后明确是否行急诊手术或择期手术。

35. 肛周脓肿破溃后还需要就医吗？

部分患者在肛周脓肿破溃后，局部的症状可以得到明显缓解，便不去就医。但是对于范围较大的肛周脓肿来说，局部自然破溃的小口无法起到有效引流的目的。若无法得到充分的引流，局部的肿痛仍会再起，甚至导致感染范围进一步扩大，加重病情，引起马蹄形脓肿或高位肛周脓肿。对于有严重内科基础疾病的患者，还存在诱发坏死性筋膜炎的可能，危及生命。因此，肛周脓肿破溃后仍然需要到专科医院就诊。

36. 肛周疼痛应该看什么科?

引起肛周疼痛的疾病很多,比如肛周脓肿、肛裂、内痔嵌顿、炎性外痔、血栓性外痔、肛管直肠癌等,需要到医院进一步检查,方能确诊,建议先挂肛肠科的号。肛肠科的称谓沿用了我国中医肛肠疾病的概念。西医外科称之为肛肠外科(或者结直肠肛门外科),属普通外科的分支。中医肛肠科早期以治疗肛门病为主,随着医学的进步和中西医有机的结合,目前正规医院的肛肠科主要治疗结肠、直肠及肛门部的疾病。近年来,肛肠外科逐渐脱离普通外科,发展迅速,已形成一个独立、专业的学科。

37. 什么情况下应该看肛肠科医生?

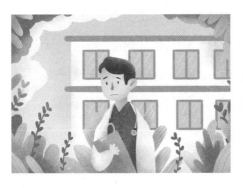

肛肠疾病十分复杂,临床症状也较多,但有下列症状之一者建议到正规医院肛肠科就诊。如大便出血、肿物脱出、肛门周围肿物、肛缘皮赘、肛门

疼痛、肛周肿痛、肛门瘙痒、肛旁流脓、大便不规律、便频、排便困难、腹痛、腹泻、腹部不适或脓血便等。

38. 为什么会得肛周脓肿? 有哪几个原因?

感染菌：大肠埃希菌是肠道内的主要细菌，所以也是肛周脓肿的主要感染菌。

抵抗力低：过度疲劳、年老体弱、睡眠不足、糖尿病、白血病、结核病和艾滋病患者的抵抗力下降，容易发生肛周脓肿。过食辛辣、饮酒、吃海鲜时，也可诱发肛窦感染，形成肛周脓肿。直肠癌患者也可发生肛周脓肿。

（3）肛腺感染：齿状线附近有类似于口袋的肛窦，肛窦呈漏斗状，开口（大口）向上，下连肛腺口，直肠下部肛门附近有竖行皱襞，好像照相机暗箱上自由伸缩的蛇腹一样。粪便从此处通过时，无论怎样，细菌都会在肛门齿状线上方的肛窦内残留。如果仅仅如此还好些，但蛇腹的凹陷处还有向上开口的小袋即肛窦，这样肛窦里更容易积存粪便。肛窦里有肛腺的开口，肛腺分泌的黏液通过腺管流入肛窦。当肛窦被感染发炎后（肛窦炎），炎症沿肛腺口逆行到肛腺，使肛腺水肿、发炎（肛腺炎）。炎症继续发展，由腺组织经血管、淋巴管侵入周围组织，成为肛周炎，即肛周脓肿的前期。炎症进一步扩展，最终成为肛周脓肿。

可以看出，在肛周脓肿的发病过程中，病原菌是罪魁祸首，肛窦是肛周脓肿的门户，而肛门直肠周围间隙是孕育脓肿的温床。

39. 为什么说肛腺感染是肛周脓肿形成的罪魁祸首？

所谓肛腺是一种连接肛窦下方的外分泌腺体。齿状线附近有类似于口袋的肛窦，肛窦呈漏斗状，开口向上，下连肛腺口，直肠下部肛门附近有竖行皱襞，好像照相机暗箱上自由伸缩的蛇腹一样。粪便从此处通过时，无论怎样，细菌都会在肛门齿状线上方的肛窦内残留。如果仅仅如此还好些，但蛇腹的凹陷处还有向上开口的小袋即肛窦，这样肛窦里更容易积存粪便。肛窦里有肛腺的开口，肛腺分泌的黏液通过腺管流入肛窦。当肛窦被感染发炎后形成肛窦炎，炎症沿肛腺口逆行到肛腺，引起肛腺感染，使肛腺水肿、发炎后形成肛腺炎。炎症继续扩散，由腺组织经血管、淋巴管侵入周围组织，成为肛周炎，即肛周脓肿的前期。炎症进一步扩展，最终成为肛周脓肿。

可以看出，在肛周脓肿的发病过程中，病原菌是罪魁祸首。

40. 为什么婴幼儿也会发生肛周脓肿?

关于婴幼儿易发生肛周脓肿的问题，目前有两种观点。一种观点认为与尿布等擦伤肛周皮肤有关。我国著名小儿肛肠外科专家张金哲先生认为，婴幼儿的皮肤娇嫩，又易于腹泻和便秘，如肛周皮肤被尿布或硬便擦伤，或腹泻时细菌进入肛窦，就容易导致肛周感染，发生肛周脓肿。通过指导新生儿母亲换用软的尿布，不用硬纸擦便后，婴幼儿肛周脓肿的发生率大为减少。另外，婴幼儿肛周脓肿多在两侧，不与肛门相通，而成人肛周脓肿多发生于后侧，与肛门相通。

另一种观点认为其与性激素特别是雄性激素有关。日本一位叫高月晋的小儿泌尿科兼皮肤科医生发现，出生后 3 个月以内的由身体健壮的母亲所生的男婴更容易发生肛周脓肿。据此他推测这可能与从母体携带的性激素较高有关。之所以说婴幼儿性激素较高，其依据是婴幼儿出生后有一过性的外生殖器肥大，外阴肤色较深，有的女婴有少量月经，与激素影响有关的痤疮等发病率也较高，发生肛周脓肿或肛瘘的婴幼儿多并发身体他处的痤疮。皮脂腺和肛门腺都受到来自性激素特别是雄性激素作用的影响，故性激素高时，皮脂腺和肛门腺分泌也旺盛，而皮脂腺和肛门腺分泌较多时又易于被细菌感染。皮脂腺和肛门腺受雄性激素的影响更大，故男婴更易发生肛周感染。

41. 夏季为什么容易发生肛周脓肿？

（1）夏季气温较高，休息、睡眠时间相对减少，身体易于疲劳，食欲也相对不好，人体抵抗力降低，为肛周感染的发生提供了一定的基础。

（2）夏季食物容易变质，一旦人们误食变质食物，易发生急性菌痢、急性胃肠炎等疾病，出现腹泻、腹痛，导致肛腺感染，引起肛周脓肿。

（3）夏季出汗较多，大肠对水分的吸收代偿性增强，胃肠蠕动减慢，粪便易于干结，导致排便困难，有时会擦伤肛管皮肤黏膜，特别是损伤肛窦，导致感染化脓。

（4）夏季天气炎热，出汗较多，肛门部位较潮湿，也是增加肛周感染的机会。

中医认为，夏季暑湿之邪气较盛，机体内的火气较旺，内外合邪，容易导致肛周脓肿的发生。

42. 糖尿病患者为什么易发生肛周脓肿?

目前，我国糖尿病发病率不断上升，因糖尿病引起的肛周感染者也不断增多。糖尿病本身常伴有微细血管损害，若不控制好血糖，易继发感染。因肛周脓肿来看病却检查发现患有糖尿病，这种情况前来就诊的患者较为普遍。

糖尿病患者不仅易致真菌感染，而且由于血糖浓度高，有利于金黄色葡萄球菌等其他细菌在体内生长繁殖，很多都存在有肠道内菌群失衡的情况。消化酶分泌减少导致消化吸收功能差，这些都可能会直接或者间接地引起腹泻，打破肠道内的菌群平衡。同时，高血糖状态会抑制白细胞吞噬细菌的能力，使机体抗感染能力下降，自身免疫力不足，更易发生感染。如果患上糖尿病，机体抵抗力薄弱，自我保护能力差，易受损伤。如果损伤了肛窦，平时潜藏于肠道内的致病菌趁机兴风作浪，生长繁殖，细菌入侵之后就会引发肛窦感染、化脓，形成肛周脓肿，可反复发生，经久不愈，有时可引起败血症或脓毒血症。因此，对糖尿病合并肛周脓肿患者，在保证血糖正常的情况下再施行肛周脓肿手术和换药，可大大减少患者的痛苦和风险。

43. 为什么白血病患者易发生肛周脓肿？

　　白血病是造血系统的恶性疾病，俗称"血癌"，是我国十大高发恶性肿瘤之一。目前白血病的确切病因尚不十分清楚，但大量科学研究表明，放射性、某些化学品、病毒和遗传因素可诱发白血病。这种肛周脓肿的发生有可能与全身抵抗力薄弱、引起肛腺感染有关。当患了白血病后，在疾病发展过程中，患者会出现抵抗力下降的表现。肛门腺开口于肛管直肠交界处的肛窦处，如果这个部位受到了损伤，细菌入侵之后就会引发感染，肛窦一旦感染之后就会出现化脓表现，随着炎症的扩散，局部抵抗力下降可能就会形成脓肿表现。而在抵抗力明显降低的时候，更容易受到细菌入侵，继发感染，引发肛周脓肿。

44. 艾滋病患者会得肛周脓肿吗？

　　艾滋病是由人类免疫缺陷病毒感染而引起的一种性传播性疾病，它的传播途径有三种，一是性接触传播，二是血液传播，三是母婴传播。艾滋病病毒在体外是不能存活的。一般情况下，艾滋病患者是不会引起肛周脓肿的。肛周脓肿是由于肛周细菌感染引起的，与艾滋病是扯不上关系的。但个别艾滋病患者，由于过食辛辣刺激食物，或过度劳累，机体免疫力低下也可能诱发肛周脓肿的发生。建议大家避免高危性行为，洁身自爱，以免造成不可逆转的情况。要正确地面对疾病，积极治疗，千万不要产生消极的心态。因此，想要预防肛周脓肿，就应该积极提高全身抵抗力，防止抵抗力薄弱。

45. 肛周脓肿是不是火疖子？

肛周脓肿和火疖子不是一回事。因症状相似，绝大多数人将肛门部的疖子和肛周脓肿混为一谈，认为肛周脓肿就是火疖子。相同点：二者都是细菌引起的感染性疾病，均可导致感染部位化脓，形成脓肿，都有红、肿、痛。不同点：人们通常所说的疖子是毛囊及其所在皮脂腺的急性化脓感染，部位比较浅在，一般多长在皮里肉外，范围较局限，约 1cm 大小，中央有脓栓，出脓后就愈合了，一般无全身症状，无后遗肛瘘。而肛周脓肿是指肛门直肠周围组织及其间隙急性化脓感染发展成为脓肿的结果。发病急骤，疼痛剧烈，伴有全身症状，脓肿容易扩散，破溃后易形成肛瘘。90%的肛周脓肿是由肛腺感染引起的，少数由皮肤感染引起，位置比疖子深，是从肠里向外感染的，继而化脓，多数是与直肠相通的。肛周脓肿在任何年龄均可发病，临床上最大患者为80岁老人，最小患者是出生几天的婴儿，但以20～40岁青壮年多见，男多于女，肛门部疼痛剧烈，坐卧不安。若没有及时有效的治疗，脓肿向周围间隙扩散、蔓延，使肿痛范围扩大。若治疗不恰当或方法不正确易形成肛瘘。

46. 肛周脓肿和肛门囊肿是一种病吗？

一般老百姓都把肛周脓肿、肛周包块等这些有肿块的疾病认为是肛门囊肿。肛门周围最常见的是肛周脓肿、肛瘘，当然也有皮下的囊肿等。诊断时看包块、肛管与齿线有没有关系，比如发生的感染或发展和齿状线相关，可能是肛周的脓肿、肛瘘等疾病，当然也有一部分是皮脂腺囊肿，但这一类比较少见。

47. 肛周囊肿和肛周脓肿的区别是什么？

肛周囊肿没有明显的疼痛感，而肛周脓肿则会出现疼痛并可能出现发热、发红的症状。

肛周囊肿正常情况下是不会有特别明显的症状的，也感觉不到明显的痛感，囊肿周边比较光滑，囊肿中充满了水，边界十分清晰。虽然没有痛感，但是也会感觉到有一定的肿胀感。而肛周脓肿则不同，肛周脓肿通常会有痛感，如果炎症较为严重的话，痛感则会更清晰，尤其在触碰的时候。除了疼痛感以外，还会感觉发热、发红，如果去医院做穿刺的话，能够抽出脓液。

一般来说，长期患有肛周囊肿没有进行及时的治疗，就会慢慢地发展成肛周脓肿。而一旦发展成脓肿，想要治疗就必须动手术。在进行手术切除治疗时，一定要完整地切除，否则后期还易复发。在治疗期间要注意，饮食上要避免辛辣的食物，不要吃太油腻的东西。尽量多吃蔬菜、水果及清淡的食物。还要注意休息，不能长期熬夜，在治疗期间尽量不要喝含有咖啡因的饮料，比如咖啡、浓茶，碳酸饮料也尽量少喝。

48. 肛门疼痛是否是患了痔疮？

不一定，肛周脓肿的可能性更大。无论人体出口有任何不适，人们第一想到的总是"痔疮"，其实不然。若肛门部的肿痛表现为初起肛门内隐痛、坠胀，接着是持续性胀痛、肛周肿块，症状逐渐加重，红肿范围逐渐增大，一周左右开始出现局部跳痛，坐卧不宁，患者出现发热、恶寒等全身中毒症状。这时可能是得了肛周脓肿。而痔疮一般情况下便血，无肛门疼痛，有时仅感觉肛门部坠胀或排便困难。只当内痔、混合痔脱出嵌顿或外痔感染，出现水肿、坏死时，常会导致剧烈的疼痛，但一般不会出现发热、恶寒等全身中毒症状。

49. 肛瘘的症状有哪些?

（1）肛旁流脓：肛门周围皮肤的小孔反复流脓，一般不痛。肛门周围的外口处有脓性、血性、黏液性分泌物流出，有时有粪便及气体排出，污染短裤。

（2）肛周疼痛：一般无疼痛，如引流不畅，分泌物堵塞，或反复发炎者可引起疼痛。

（3）肛门瘙痒：由于分泌物反复的刺激，使肛门周围皮肤潮湿、瘙痒，有时形成湿疹。

（4）肛周肿块：肛缘硬索状物常为患者的主诉之一。炎症急性发作时若外口封闭，引流不畅时肿块增大。

（5）全身症状：急性炎症期有发热、恶寒，长期化脓的复杂肛瘘，可伴有贫血、消瘦、食欲不振等全身症状。

50. 肛瘘是什么原因引起的?

西医认为肛瘘是肛周脓肿的后遗症,其产生原因主要有以下几种。

(1)肛周脓肿:是形成肛瘘的最主要原因,95% 以上的肛瘘皆由此引起,系由污染粪便滞留肛隐窝产生肛腺炎引起。

(2)直肠肛门损伤:由外伤、吞咽骨头、金属、肛门体温表、肛门镜检查等损伤肛管直肠,细菌侵入伤口引起。

(3)肛裂:肛裂反复感染可并发皮下瘘。

(4)会阴部手术:内痔注射过深误入肌层或手术后感染,产后会阴缝合后感染,前列腺、尿道手术后感染等,均可波及肛门直肠引起脓肿及肛瘘。

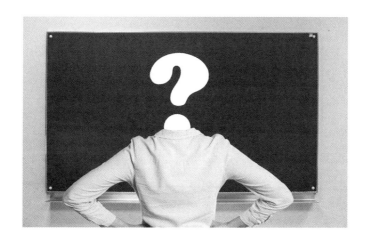

（5）结核：以往结核病并发结核性肛瘘者甚多，高达 26.9%。

（6）溃疡性结肠炎：英、美报道溃疡性结肠炎并发肛瘘者占 8.4%～13.0%，日本约占 15.4%。

（7）克罗恩病：克罗恩病伴发肛瘘者高达 14%～76%。

（8）肛管直肠癌：侵及深部者常并发肛瘘。

（9）血行感染：糖尿病、白血病、再生障碍性贫血等病，因机体抵抗力降低，常由血行感染引起肛瘘。

中医认为，肛瘘的形成多为肛门周围脓肿破溃后治疗不当，余毒未尽，蕴结不散，血行不畅或因外感风、热、燥、火、湿邪，过食肥甘引起肺、脾两虚等所致。

51. 所有的肛周脓肿都会转化为肛瘘吗？

肛周脓肿破溃或切开后，脓汁流出来疼痛减轻或消失，但留下了脓腔和外口，经久不愈，形成肛瘘。

脓汁排出后肛周脓肿暂告一段落，患者疼痛缓解，但不要高兴得过早，肛门直肠周围形成的脓肿，大部分发展成肛瘘。因为直肠内肛窦是病灶的入口、感染的门户，是肛瘘的内口，其形态特点很容易使粪便积聚。一次炎症消退后，因粪便再次积聚，粪便中含大量的细菌而使炎症极易复发。脓肿自然破溃排脓也好，切开排脓也好，脓汁引出后，都会留下脓腔和瘘道，从表面上看切口闭塞、脓腔变小，好像已经治愈了，可是实际上内口和窦道不可能消失，为肛瘘留下了病根。炎症复发、脓腔形成、脓汁排出，反反复复，脓汁可以从原来的破溃口排出，也可以另觅他径，反复发作形成多个瘘道，严重时肛门周围就像大树根一样，最后简单性肛瘘演变成复杂性肛瘘。

一般情况下，肛瘘不疼，肛旁流脓水，炎症反复发作，瘘道也开开合合。瘘道闭合时脓汁贮留，与肛周脓肿一样既有疼痛也有发热，只是疼痛略轻。把肛周脓肿比作火山喷发的话，瘘道和脓腔可以看成是休眠的火山。小的火山反复喷发产生新的喷火口即瘘道。火山大喷发，肛周脓肿疼痛剧烈，小喷发疼痛轻微，脓汁由"火山口"流出，疼痛消失又形成一个瘘道，因此有脓的瘘道不手术是不可能治愈的。直肠周围积脓时为了与肛周脓肿相区别被称为直肠周围脓肿。这种情况少见，与肛周脓肿相比较更容易误诊。

52. 肛瘘是怎样形成的?

在各种致病因素的作用下，肛瘘的形成大致经历以下过程。

（1）肛窦肛腺感染阶段：最初为局部炎症，继续发展，炎症则向肛门周围蔓延。

（2）肛门直肠周围发炎阶段：因炎症未能得到有效控制，发展到肛门直肠周围的组织间隙之中。

（3）肛门直肠周围脓肿阶段：肛门直肠周围组织间隙炎症导致化脓，局部出现红、肿、热、痛四大特征。

（4）瘘管形成阶段：肛门直肠周围脓肿破溃或手术切开排脓后，肉芽组织增生，脓腔逐渐缩小，最后形成结缔组织硬壁管道，中间遗留之空隙，即为瘘管。

53. 为什么肛周脓肿破溃或切开引流后容易形成肛瘘？

肛周脓肿自溃或切开引流后形成肛瘘的原因有三：①原发感染肛窦内口继续感染，直肠内容物不断进入。②慢性炎症刺激和反复感染，脓腔形成纤维化管壁，管道弯曲狭窄，引流不畅。③肛周支持组织，特别是肛门括约肌收缩使管道排脓不畅，沿括约肌间隙蔓延而成。

54. 为什么肛周脓肿有的局部红肿，有的不红肿？

肛周脓肿多由细菌感染而诱发，可出现肛门红肿、胀痛等症状，有低位脓肿和高位脓肿之分。因为肛周脓肿是肛周急性感染性疾病，是否红肿与脓肿所在部位有直接关系。低位脓肿的特征是脓肿部位浅，范围小，以局部表现为主，局部红肿、胀痛症状明显，局部皮肤发红或呈暗红色，但无发热症状。而高位脓肿则以全身表现为主，脓肿部位深，感染范围大，发热、恶寒、乏力等全身表现明显，肛门局部看不到红肿症状。因此，肛周脓肿有的局部红肿，有的不红肿。

55. 肛周脓肿和痔疮都有疼痛，是一回事吗？

大多数人将肛周脓肿误认为痔疮，但二者不是一回事。肛周脓肿是肛门直肠周围脓肿的简称，中医称为"肛痈"，是指肛门直肠周围软组织内或其周围间隙内发生的急性化脓性感染，并形成脓肿。绝大部分肛周脓肿由肛腺感染引起，脓肿自行破溃或切开排脓后常形成肛瘘。多数人表现为肛门周围突然疼痛剧烈，阵发性加剧，坐卧不安，大便秘结，排尿不畅，肛周局部皮肤红肿、发热，延误治疗往往病情加重。而炎性外痔和血栓性外痔都属于痔疮的急性发作期，多发生在肛门口。炎性外痔是肛门处隆起的皮肤感染发炎后充血肿胀的一种疾病，可出现肛门肿物隆起、水肿光亮、疼痛，但无发热，排便时加重。由于剧痛，连坐立、行走甚至排便都很困难。

56. 肛周脓肿和血栓性外痔有何不同？

血栓性外痔是排便或用力后，在肛门缘皮下忽然出现一圆形或椭圆形肿块，患者感觉异常疼痛，活动或排便时疼痛加重。因肛门括约肌痉挛，感觉直肠下部、肛门有异物感，妨碍行走，坐卧不安。肿块表面颜色呈暗紫色，有时呈紫红色，稍硬，触痛明显。指诊触摸不到波动感和皮温增高现象。有时经 2～3 天血块逐渐吸收，疼痛减轻，可以自愈。重者血栓逐渐变大，需进行手术治疗。

57. 肛周脓肿和炎性外痔有何不同？

炎性外痔是在结缔组织外痔、静脉曲张性外痔的基础上发炎后引起，也可见于血栓性外痔的急性炎症期。患者自觉肛门部灼痛、湿痒，便后或活动过多后症状加重。肛缘皮肤皱襞突起如水疱样，表面光亮，肿胀，疼痛明显。检查时，可见肛门皱襞充血、肿胀，并有少量分泌物，但触摸不到波动感和皮温增高现象。

58. 肛周脓肿和肛裂疼痛有何不同？

一般肛周脓肿和肛裂都能引起肛门剧烈疼痛，但是，肛周脓肿是因为肛腺感染引起的化脓性炎症，所以一般都能在肛门周围摸到肿块，而且压痛比较明显。而肛裂是因为大便干燥，将肛管的皮肤或者皮下组织撑裂引起疼痛，呈撕裂样疼痛，可持续半小时。肛门周围的压痛是区别两种疾病的重要依据。

59. 肛周脓肿和肛瘘是一回事吗？

二者不是一回事，而是一个疾病的两个不同阶段，也可以理解为肛瘘是肛周脓肿的后遗症。肛周脓肿是肛门周围软组织感染化脓后形成的，肛门的周围发现脓肿，有指甲盖大小，做手术之后回家护理，伤口未痊愈，会发生肛瘘的情况。所以肛瘘是肛周脓肿治疗不当或自行破溃后形成的一个通向直肠内外、慢性的、感染性的瘘管。也就是说肛瘘也有外口、内口和中间的一个瘘管，内口在肛管里边，外口在肛门周围，皮肤中间有一个通道。这就是肛瘘。

60. 肛周脓肿是良性疾病还是恶性疾病？

肛周脓肿是一种良性疾病，既不会传染也不会转移。

61. 肛周脓肿的发病情况如何？

肛周脓肿是肛肠科的一种常见病、多发病。发病率高，多发病于青壮年男性，农村的发病率高于城市。资料表明：男性肛周脓肿的发病率比女性要高，一般新生儿男女之比为 8～9：1，而青壮年为 5～6：1。因本病属于一种急性发作性疾病，故在正常人肛门直肠疾病普查中，常较难发现。1977 年全国肛肠疾病调查报告中，57297 人中竟未发现 1 例肛周脓肿患者。据 Gabriel 统计，肛提肌下脓肿远较肛提肌上脓肿为多，在 132 例肛周脓肿中，仅 3% 属于肛提肌上脓肿。Mckenzie 和 Palmer 统计，肛周脓肿中，大约 50% 为肛门周围脓肿，30% 为坐骨直肠窝脓肿，8% 为骨盆直肠窝脓肿，12% 为直肠黏膜下脓肿。

62. 肛瘘的发病情况如何?

在肛肠病中,一般而言,肛瘘的发病率仅次于痔疮和肛裂,居第三位。1977 年,全国肛肠病普查 57297 人,其中发患者数为 33837,患肛瘘者 508 人,占 1.50%。国外报道的发病率比国内要高得多,肛瘘约占肛肠病的 8%~25%。

男性发病率远高于女性,有报道男女之比为 5~6:1,也有报道为 10~15:1。年龄以 20~40 岁为最多,约占 70%~80%。农村居民比城市居民发病率要高 1 倍左右,这可能与生活条件和卫生习惯有关。

63. 什么是肛瘘的内口、瘘管和外口?

肛瘘一般由内口、瘘管和外口三部分组成。

(1)内口:即肛瘘与肛管直肠相通的地方。内口一般只有 1 个,少数可有 2 个或 2 个以上。

(2)瘘管:瘘管是连接内口和外口之间的管道。管道长且分支多时,往往把主要的、直行的、直接与原发内口相连的管道称为主管,而把离内口较远的分支管道称为支管。一般肛瘘管壁由非特异性炎性肉芽组织构成,壁外层有大量纤维组织，瘘管组织内有时可见异物。

（3）外口：外口是瘘管通向肛周皮肤的开口。有的肛瘘可以无外口，也可以有一至数个外口。

但并非所有的肛瘘都有内口、瘘管和外口。有的肛瘘内口不通，被称为"内盲瘘"，有的肛瘘无外口，被称为"外盲瘘"。

64. 肛周有一破溃口，经常肿胀破溃流脓是什么病？

这种情况在临床上往往是肛瘘。这种病的特点是溃口溢脓后自行愈合，然后几个月或半年再次破溃、溢脓，反复发作。这种病往往有肛周脓肿的病史，脓肿自然破溃或切开引流手术后，都可以形成肛门瘘。

65. 肛瘘外口为何有粪便和气体排出？

肛瘘是肛管与肛门周围皮肤相通的管道。排便和排气时粪便和气体有可能进入管道内口，并从外口流出。

66. 肛瘘是由细菌感染引起的吗？

一般情况下，肛瘘是由细菌感染引起的。由于感染的菌种较多，我们把肛瘘分为两种类型，一种是由大肠杆菌、溶血性链球菌感染引起的，称为非特异性肛瘘；一种是由结核杆菌、梅毒螺旋体、放线菌引起的，称为特异性肛瘘。两种肛瘘的治疗方案是不同的。

67. 婴幼儿肛瘘是如何发生的？应如何治疗？

相对而言，儿童肛瘘较少，但出生后 3 个月内的婴儿以及未满周岁的幼儿也常会出现肛门肿痛、化脓，并形成肛瘘，因与成人肛瘘的病因和临床特点有所不 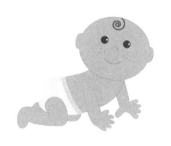 同，故称为婴幼儿肛瘘。目前对婴幼儿肛瘘的病因认识尚有争议，有人认为婴幼儿肛瘘与雄性激素有关，也有人认为是由于婴幼儿皮肤娇嫩，用尿布过硬或便后擦手纸等不小心擦伤皮肤引发的。

由于小儿肛瘘管道较短浅，排脓后症状可很快减轻，多数可自愈，部分患儿随年龄增长而自愈，因此一般主张采取保守治疗。一旦发生婴幼儿肛瘘，应及时对症处理，如每日清洁肛门并坐浴，使用柔软的尿布，并适当使用抗生素及外用消炎药膏控制和减少脓肿的发生和发展，加速自愈。对反复发作不能自愈的患儿，要等到其能承受手术时择期进行手术治疗。手术年龄以 5～10 岁为宜。

68. 肛瘘和窦道是一回事吗？

肛瘘和窦道不是一回事，二者虽然都是感染破溃后形成的管道，然而肛瘘是由内口、瘘管和外口三部分所组成。窦道没有内口，只在体表有一个外口和通向体内深部组织的管道。二者形成过程也不同，肛瘘是由内口感染，向外发展，最终在肛门旁开口，是由内向外的发展。窦道是因细菌通过皮肤引起深部组织感染而成，是由外向内的发展。

69. 结核性肛瘘有什么特点？

结核性肛瘘的特点是病程较长，发病较缓慢，局部疼痛不剧烈，较长时间才破溃；瘘管外口较多，边缘常凹陷，流出的脓液稀薄色白；内口较大，边缘不整齐；瘘管分支较多，情况较一般肛瘘复杂；创面多呈苍白水肿，在光照下看上去有些发亮。原发性结核性肛瘘比较少见，一般多继发于肺结核或其他结核后，故常伴有全身症状，如低热、消瘦、贫血、纳差、乏力、盗汗、咳血等。

结核性肛瘘的特点是创面愈合特别慢，甚至不能愈合，需进行全身抗结核药治疗，如雷米封、链霉素等，故一般建议先进行正规的抗结核治疗半年至一年后，再进行手术治疗，效果与一般非特异性肛瘘治疗相近。

70. 肛窦炎是什么病？

肛窦炎是肛窦（或称肛隐窝）、肛门瓣发生的急慢性炎症，又称肛隐窝炎，可单独发生，也可为慢性结肠炎、克罗恩病、肛裂等病的并发症。

71. 肛窦炎的症状有哪些？

（1）肛窦炎发作时出现间歇性刺痛，有时伴灼热下坠感或异物感。有时呈肛门部位持续性疼痛，排便时因粪便压迫肛窦使疼痛加重。如果肛门内括约肌受到刺激而挛缩，则疼痛加剧，有时可波及到臀部及股后侧。

（2）炎症刺激导致肛门坠胀或排便不尽等感觉。

（3）有时可有少许黏液于便前流出，或便中混有少量血丝。

（4）肛门潮湿瘙痒。

72.肛门瘙痒症是什么病？

肛门瘙痒症是指无原发性皮肤损害，以肛门皮肤瘙痒为特征的一种皮肤病。经搔抓可出现各种继发性皮肤变化，如抓痕、血痂、皮肤肥厚或苔藓样改变。

73.肛门瘙痒症有什么症状特点？

肛门周围顽固性瘙痒时轻时重，如虫爬蚁走，或有刺痛灼痛，多呈阵发性，持续数小时，难以制止，尤以夜间为甚。严重者坐卧不安，影响休息和睡眠，甚至引起神经衰弱症状。局部皮肤因搔抓而发生破损、出血、继发感染、糜烂、结痂等，时间长者肛周皮肤肥厚粗糙，失去弹性及光泽，周围色素沉着。

74. 什么是肛门直肠狭窄？

肛管腔道变窄，以致大便形状变细或排便困难，肛门疼痛或腹胀，甚至肠梗阻者，称为肛门直肠狭窄。

75. 肛门直肠狭窄有哪些症状特点？

（1）排便困难：由于肛门狭窄，缺乏伸缩性，使较硬或较粗的粪便不易通过，且粪便变形。服泻药后，粪便成扁形或细条状，较易排出，但仍可有排便不畅感。

（2）疼痛：可因不能排出粪便而小腹隐痛，亦可因排便困难，努责后肛管裂伤而致肛门疼痛。

（3）出血：多因排便时肛管皮肤裂伤，或粪便擦伤肛管直肠黏膜而致，血色鲜红。

76. 什么叫肛门失禁？

肛门失禁是指肛门失去控制粪便、液体、气体能力的一种疾病。发生肛门失禁时，粪便等肠内容物经常流出肛外，污染衣裤，影响生活和工作，患者十分痛苦。

77. 肛门失禁分为几类？

根据失禁的程度，可分为不完全性失禁和完全性失禁。不完全性失禁是指肛门能控制干便，不能控制稀便和气体的排出。完全性失禁则对干便、稀便及气体的排出都无法控制。

根据失禁的性质可分为以下两类。

（1）运动性失禁：主要是指肛门括约肌、肛提肌损伤导致的失禁。

（2）感觉性失禁：肛门周围的肌肉未受损伤，但由于肛管和直肠下段黏膜缺损，出现感觉障碍而导致肛门失禁。

【专家忠告】

肛周脓肿是由肛门或直肠周围软组织内的细菌感染发展而来，所以症状也是后者的延续和进展。对于所有因细菌感染引起的皮肤软组织炎症，红肿热痛是共同也是最早和最主要的症状，特别是疼痛，最能让人感到苦恼，甚至影响日常生活，例如民间俗称的"火疖子"。从医学专业角度肛周脓肿与所谓"火疖子"的发展过程是完全一致的，可以分为早期的固态炎性包块和后期的液化坏死成脓两个截然不同的阶段。

在早期，由于"毒素"产生不多、局部张力尚低，症状相对较轻，此期给予药物治疗可能痊愈；而在后期，由于"毒素"大量产生，局部高度肿胀，症状明显加重，此期原则上应给予手术治疗。

具体到临床上，肛周固定部位持续性的疼痛，同时又能摸到硬邦邦的痛性包块。这些症状尤其出现在中青年男性中，在绝大多数情况下是局部存在感染炎症的强烈信号，此时若能及时就医进行干预，则有可能阻断其进一步发展转变为肛周脓肿，但从我们门诊实际情况来看，相当一部分患者并不能很好地遵从医生给其使用抗生素的建议，最终不得不接受手术治疗肛周脓肿的后果。一旦肛周脓肿已经形成，则症状表现出现多样化：部位表浅的，以局部红肿热痛为主，任何轻微的触碰移动都会导致剧烈的疼痛，脓肿触之中间软、周围硬，若发生破溃可见灰白色脓液流出；部位较深的，局部红肿热痛可能相对比较轻，而发热、乏力等全身中毒症状更加明显，甚至还会出现排尿困难、大便里急后重等非典型症状。总之，讨论肛周脓肿本身的症状在临床上意义并不大，我们需要更加重视的是肛周脓肿形成前的早期症状：肛周持续性疼痛和质硬痛性包块。

肛周脓肿绝大部分由肛腺感染引起，细菌从肛腺导管开口部逆行侵入，引起肛腺炎，肛腺炎首先易发生括约肌间感染。直肠肛管周围间隙为疏松的脂肪结缔组织，感染极易蔓延、扩散，形成肛周脓肿。脓肿一旦形成需及时治疗，若延误最佳治疗时机会带来一系列的问题。①病情加重：如果耽误治疗时机，可造成脓肿范围的扩大、部位增多、低位脓肿转化成高位脓肿，给患者造成更大的痛苦，给治疗造成更大的难度。②形成肛瘘：若治疗不及时或治疗不恰当易形成肛瘘，给患者带来再次手术的痛苦。③诱发其他疾病：脓肿扩散，细菌入血，产生"毒素"，形成败血症、脓毒血症，继而形成感染性体克。

肛周脓肿最常见的症状是肛内或肛周的疼痛，局部红肿或有硬块，严重时伴有发热。其中特别要注意的是高位脓肿，肛周局部常常表现较轻或不明显，发生后主要表现为全身症状，如头痛、恶寒发热，或持续高热、脉搏加快、坐卧不安、全身倦怠、食欲不振，甚至排尿困难等，切不可掉以轻心。此外，结核性脓肿可伴见低热、盗汗、形体消瘦等症状。肛周脓肿是感染性疾病，如不及时治疗，病情多进行性加重，患者切莫当成痔疮，自行在家中行保守治疗，特别是有内科基础疾病的患者更应尽早尽快就医，以免延误病情。

第二部分

检查——明明白白做检查

1. 肛周脓肿患者到医院检查前应做哪些准备?

到医院后,医生会对病变的局部进行仔细的检查,患者在去医院前最好做一些准备,以便于医生检查。

(1)克服恐惧、怕痛的心理。由于脓肿患者常常表现为局部显著的疼痛,到医院后害怕医生的检查,害怕检查后引起的疼痛。医生在检查时肯定会很轻巧,并考虑患者的情况,不会引起检查后的剧烈疼痛,患者在心理上要放松,并在检查时配合医生,如果过度紧张,缩紧肛门及臀部使得医生不能进行理想的肛门检查,会影响诊断及治疗,而且还会加重局部的疼痛。

(2)去医院检查前要解空大便,并进行肛门局部的清洗。解空大便主要是为了便于医生进行肛门内的检查,特别是进行肛门镜的检查,如果肛门内积有粪便,医生就无法看清局部的肛隐窝有无红肿充血、有无溢脓等。

(3)最好能有人陪同去医院就诊。因为得了脓肿后常常出现剧烈、持续的肛周疼痛,造成患者行动不便,而且在明确脓肿后应及早进行治疗,比如在门诊部进行切开手术,能很快地缓解患者的疼痛,这样需要有人帮助照顾患者并帮助其配药等。

2. 怀疑肛周脓肿时可能需要做什么检查帮助诊断？

在临床上，通常在怀疑存在肛管直肠周围脓肿，但触诊结果为阴性的情况下，需要依靠影像学检查（如超声等）、瘘管造影术来更有效地评估肛瘘。一般根据具体情况来优选检查方法。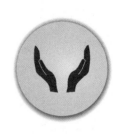

（1）视诊检查：初起在肛门周围可触及肿硬结块，质地较硬，边界不清，随病情发展肿块增大，皮色变为红色或暗红色，局部皮温增高，触痛明显。一般一周左右肿块逐渐变软，按之有波动感，为已成脓。此时患者常呈痛苦面容，被动体位，不能端坐。自行溃破或切开后可见黄白色（有时夹有绿色）脓液流出，脓液质地稠厚，带有粪臭味，脓出后局部肿胀逐渐减轻。结核性肛周脓肿则流出的脓液稀薄，可夹有败絮样物。

（2）直肠指诊：肛周脓肿患者均应进行直肠指诊检查，特别要注意肛窦处有无压痛、硬结或凹陷。一般肛周脓肿的原发灶在肛窦部位，故在病变的肛窦处常可有明显的压痛点，局部出现硬结或凹陷，必要时可在直肠指诊的同时，另一手在肛外压迫肛周脓肿波动明显处，食指感到冲击感最明显处多为肛周脓肿的原发内口。高位脓肿由于病变部位深，外部表现可不明显，此时进行直肠指诊常可明确脓肿的部位和大小。另外，指诊对于肛周脓肿与其他疾病如肛管直肠肿瘤等的鉴别诊断也具有重要意义。

（3）肛门镜检查：可发现肛周脓肿的肛内原发感染灶，多在肛隐窝处，可见有充血、肿胀或脓液溢出。肛门镜检查对于黏膜下脓肿的诊断也具有重要意义。

（4）细针穿刺抽脓：触及波动最明显处或肿胀最明显处行经皮肤穿刺或经直肠穿刺，如果抽出脓液即可确诊。

（5）经直肠腔内超声：可以观察脓腔的部位、大小、炎症波及周围组织的范围、深度及其与肛管、肛门括约肌间的关系。

（6）磁共振（MRI）和电子计算机断层扫描（CT）检查。

（7）实验室检查：如果合并全身症状、严重的潜在疾病或诊断不明确，可以行相应的实验室检查。肛周脓肿患者的血常规检查，可见白细胞计数及中性粒细胞计数增高。

3. 为什么肛周疼痛要做直肠指诊检查?

引起肛周疼痛的疾病有很多，通过直肠指诊检查可了解肛周有无肿块，肿块部位、大小、波动感及皮肤温度情况。

同时还可了解有无直肠肿瘤，因为直肠癌是最严重的肛肠疾病，如果没有及时诊断、及时治疗，常常会漏诊，甚至有生命危险。而直肠指诊是能够发现直肠肿瘤的最简单、最方便、最经济的检查方法。

4. 肛周脓肿触诊的意义是什么？

首先进行肛外触诊，检查肛门周围有无压痛、硬结及肿块、有无热感或波动感。肛内触诊应注意检查肛管、直肠有无压痛或肿块，特别要注意检查肛窦有无压痛、硬结或凹陷。有时还可采取双合诊法进行触诊。即以一手的食指插入肛内，另一手在肛外压迫脓肿波动明显处，食指感到冲击显著的部位多为脓肿的原发内口位置。肛内指诊对高位脓肿的诊断有重要意义，常能查清脓肿的位置、形态、范围等。如脓肿已溃，可由溃口探入食指以探查脓腔的大小及深度。

5. 直肠指诊检查怎么做？

直肠指诊是肛门直肠疾病最简便、最有效的检查方法，往往通过直肠指诊检查可及早发现肛门直肠的早期病变。检查时，患者取膝胸位，嘱患者放松肛门，医生用带有指套或手套的右手食指涂上润滑油，轻轻插入肛门，进行触诊检查，了解肛管及直肠下段有无异常改变，如皮肤变硬、乳头肥大、硬结、狭窄及肛门括约肌收缩功能强弱；检查肛管直肠前后壁及其周围有无触痛、搏动、肿块及狭窄，并应注意肿块大小、硬度、活动性及狭窄程度。对高位的肿块可改用蹲位检查，使肿块下移，可扪及较高部位的直肠肿块。

6. 直肠指诊可以发现哪些病变？

直肠指诊时，可发现常见的肛门直肠病变有：

（1）直肠癌：在肠壁上可摸到表面凹凸不平的肿块，质硬，不活动，基底广泛，类似圆盘状，指套上染有暗红色脓血及分泌物或脱落的坏死组织。

（2）直肠息肉：可摸到质软而可推动的肿块，基底部大小不一，边缘清楚，指套上染有血迹。

（3）肛周脓肿：可在肛门直肠周围或直肠内摸到压痛性肿块，波动感阳性，患侧皮温增高。

（4）肛瘘：可触及条索状物，有时在齿状线及齿状线上方可触及小硬结，即肛瘘的内口。

（5）内痔：一般内痔柔软而不易摸到。但如有血栓形成则可触到光滑的硬结，触痛明显。

7. 如何做肛门镜检查?

肛门镜检查可以检测评估痔疮、肛裂、肛乳头病变情况等。此外,肛门镜检查也可以用来诊断直肠癌。肛门镜检查不需要患者做什么复杂的准备,可以在任何时间进行,且检查过程是无痛的。

在做肛门镜检查前,应先做直肠指诊,然后右手持肛门镜并用拇指顶住芯子,肛门镜头端应先涂上润滑剂,用左手拇指、示指将右臀拉开,显示肛门口,用肛门镜头部按摩肛缘,使括约肌放松。再朝脐方向缓慢插入,当通过肛管后改向骶曲进入直肠壶腹部。将芯子取出,取出后要注意芯子上有无血迹及血迹的性质,若直肠内有分泌物,可用镊子夹上棉花球擦净,然后再详细检查。查看黏膜颜色,注意有无溃疡、息肉、肿瘤及异物,再将肛门镜缓缓地向外抽出,在齿状线处注意内痔、肛乳头、肛隐窝或肛瘘内口等。

8. 电子肛门镜检查的临床意义是什么?

电子肛门镜是目前肛门部查体,肛门、直肠疾病诊断,直肠癌筛查及直肠癌手术前系列检查中最基本和最重要的检查方法。许多肛门、直肠疾病凭电子肛门镜检查即可早期发现。因此，对 30 岁以上的成人进行健康体检时，应把它列为常规检查，每年做一次。

9. 电子肛门镜检查前准备及注意事项有哪些？

（1）检查前准备：①检查前 3 天饮食宜清淡，前 1 天不要吃富含纤维的蔬果，检查当日禁食；②肠道清洁的方法很多，每个医院用药都不一样，应按医嘱进行肠道准备（特别是进行无痛肠镜检查者），口服药物清洁肠道者，服药后要多饮水，最后排出大便呈清水样或淡黄色，无粪渣，为最佳的肠道清洁效果。

（2）注意事项：①服上药后如排出物含有粪便或粪水样液体，应及时告诉进行肠镜检查的医护人员，以做进一步的肠道处理；②检查平均需要约 15 分钟，有时因个体差异或结肠有异常情况，检查时间可能会稍长一些；③为了便于进镜或看清肠腔的黏膜形态，医生有时需要向肠腔内注入少量空气以扩张或暴露肠腔，此时受检者常感到腹胀，有解大便的感觉，不必紧张。

10. 肛周脓肿患者检查前需要空腹吗?

肛周脓肿患者做常规的肛门指检和肛门镜检查不需要空腹,但最好排空大便以免影响观察,其他检查或手术前患者因查血和进行空腹彩超等术前检查而需要空腹。

11. 肛周脓肿患者行血常规检查是否有必要?

人的血液在身体中发挥着不可替代的作用,如同汽车的汽油一样,人体离开了血液也就没有办法运转。血液的健康程度,自然也就影响着一个人的健康状况。因为肛周脓肿患者多肛门突然疼痛,有的伴有发热、白细胞计数升高等表现,严重时可出现脓毒血症、感染性休克,危及生命。从这个角度来看,此项目作为一项针对血液的常规检查,也是必不可少的,至少能够帮助判断病情的严重程度。

12. 肛周脓肿患者为什么要做便潜血检查?

大便潜血试验又称便隐血检查,是用来检查粪便中隐匿的红细胞或血红蛋白、转铁蛋白的一项试验。这对消化道出血、肿瘤来说是一项非常有用的诊断指标。大便潜血试验阳性主要是反映是否有上消化道出血，大便潜血检查是怀疑有胃十二指肠、小肠、大肠出血，主要是肿瘤引起的。

13. 做了肛周触诊、直肠指检之后，还需要做其他检查吗？

肛周触诊及直肠指检是肛肠科尤为重要的检查方式，是临床医师对疾病的初步评估。除此之外，随着现代诊疗手段的不断进步，临床医师还可以借助现代设备来辅助全面认识病情，例如肛周超声、CT、MRI 等。通过对疾病的范围、深度的评估，从而制定个体化、精准化治疗方案，以减轻患者痛苦。

14. 诊断肛周脓肿需做哪些检查？

诊断肛周脓肿时需做下列检查：

（1）局部检查：检查有无肛门局部红、肿、热、痛。

（2）血常规检查：白细胞计数可升高或正常。

（3）肛周超声检查：可见到肛周组织间隙有可流动液性物质，同时可辅助判断感染范围和感染是否与肛门有关。

（4）CT 或 MRI 检查：病情严重者可行肛周 CT 或 MRI 检查。

15. 肛周超声、CT、MRI 都要做吗?

对于肛周脓肿患者来说,除肛周局部的检查之外,临床医师还需要进行适当的辅助检查来帮助评估病情。随着现代影像学技术的发展,目前肛周超声、CT、MRI 已被广泛运用到肛肠疾病的诊治中。这三种辅助检查可为评估肛周脓肿的范围、类型提供有价值的信息。其中肛周浅表超声可以观察到局部病变的范围,联合经直肠腔内超声可以明确感染的平面,但是浅表超声视野有限,操作时需局部加压,腔内超声则需借助腔内探头,部分患者由于疼痛,配合不理想。CT 与 MRI 均可以直接地显示肛管及周围组织的结构及病变,但 CT 不能分辨肛管的精细解剖结构,而 MRI 可以清晰显示肛管结

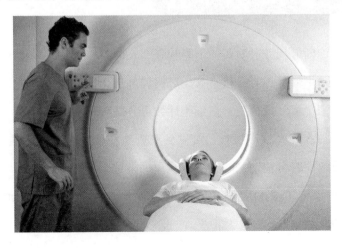

构，因此目前 MRI 已作为肛周病变首选的影像学检查方法。那是否所有的肛周脓肿患者都需要肛周超声、CT、MRI 的检查？答案当然是否定的。对于浅表的肛周脓肿，不需要进行 CT 或 MRI 的检查，而对于深部或范围较大的脓肿，则需进一步参考 CT 或 MRI 的影像学检查结果。

16. 肛周脓肿患者为什么要做超声检查？

超声检查可及早发现有无结、直肠新生物，了解病变侵犯肠壁的深度、大小、范围、性质及是否有其他炎症性病变，并对肠内外的腹部盆腔肿块进行鉴别诊断。

17. 直肠腔内超声检查操作痛苦吗？

检查前排尽大小便。取左侧卧位，双腿屈曲贴近腹壁。向患者交代操作过程，使患者放松情绪。操作者先做肛门指检了解肛门情况，并可润滑肛管直肠腔。在腔内探头外套上一次性保护膜，用橡皮筋扎好，涂适量耦合剂。根据病情需要，探头置入直肠腔内，做不同平面 360°扫描，获取肛门直肠周围、肛管直肠腔、邻近脏器及组织信息，分析异常回声信号，记录病灶位置、范围、深度、与肛管直肠括约肌的关系等。如需行诊断、治疗，可在实时超声显示下，将穿刺针沿超声仪穿刺引导线准确刺入病灶部位，迅速简便地获取活组织或给药。患者在检查的过程中应尽量放松，是不会有太大的痛苦的。

18. 直肠腔内超声有哪些优势?

肛周脓肿作为外科常见病，其症状、体征明显，临床医师根据典型的症状、体征往往可以明确诊断，但对于病灶较为准确的位置、深度、性质、大小、数量、有无瘘管等情况不甚清楚，超声在这些方面优势明显。超声检查作为肛周脓肿的一种常规检查方式，费用低廉，检查方便快捷，可反复检查，有多种探头可供选择，其中应用最多的还是高频浅表探头，具有分辨率高、软组织层次分辨清楚、视野清晰等特点。腔内超声对肛周脓肿诊断的准确率高达 80% ~ 89%，特别对马蹄形脓肿和瘘管性脓肿的辨别具有优势。三维超声技术提供了更多的解剖信息，尤其适用于复杂性肛周脓肿和高位肛瘘，可以精确地判断肛周脓肿的位置、大小、内口、瘘管走行及与括约肌的关系，判定深部和较小的隐匿病灶，是评估肛周脓肿的最佳方法，为临床医师更精准地掌握病情，选择合适的治疗方式，进行出院判断等方面提供依据。

19. 肛周脓肿患者为什么要做 CT 检查?

虽然钡灌肠造影和纤维结肠镜是肛肠病的首选检查方法,但 CT 在某些方面有其独特的价值。CT 不仅能显示管腔内病变,更重要的是可直接看到脓肿位置、大小及其附近的组织和器官有无病变等。另外,CT 检查对肿瘤的敏感性、准确性高。

20. CT 检查对肛周脓肿诊断有何意义?

术前准确诊断肛周脓肿并明确其范围是决定治疗方法、手术方式的关键。临床上依靠直肠指诊、体外视诊触诊、肛门镜等手段进行诊断,但均不能取得直观的诊断依据。直肠、肛管的结构可以在超声图像中显示,但由于分辨率较低,视野较局限,故应用欠广泛。螺旋 CT 检查进一步扩展了肛周脓肿的检查手段,凭借其扫描技术,快速、薄层、连续,软组织密度分辨率高的特点,再加上肛管直肠进行肠道准备后蠕动微弱,使形成运动伪影的因素减少,因而可在图像上形成病灶与正常组织的明显对比,使得病灶显示十分明确,可以准确地诊断肛周脓肿。

盆腔 CT 平扫及增强扫描，尤其把重点区域放在肛管直肠区的检查，若显示肛管直肠周围组织内的高密度大片阴影，无具体边缘和形状，有时显示出脓腔及脓壁，有气体出现等这些 CT 表现，结合患者临床症状如肛门周围红肿、疼痛、坠胀、排便疼痛，肛肠科的直肠指诊，体表触诊及肛镜检查，可明确肛周脓肿的诊断。

21. 肛周脓肿患者需要做 MRI 检查吗？有这必要吗？

一般情况下，肛肠科做 MRI 检查主要是用于判断肿瘤良恶性、有无转移，明确肛周脓肿或肛瘘的大小、位置、深浅等，肛周脓肿患者通常不需要做 MRI 检查。但如果病情重、位置深，建议做 MRI 检查。这样可以判断肛周脓肿或肛瘘的大小、位置、深浅等，以明确诊断后再决定治疗方案，切忌盲目治疗。

22. MRI 检查在诊断中有哪些优势？

MRI 在肛周脓肿诊断中优势明显：无须肠道准备；利用体外线圈成像，患者无任何不适；优越的空间和软组织分辨率可清晰显示肛管解剖结构、病变及其关系；大范围任意平面扫描使深部脓肿、多发脓肿不易被漏诊。MRI 对肛周脓肿诊断的准确率大于 85%。

盆腔运动器官少，可以采集到高质量的图像，正确判断肛周脓肿的类型、部位、大小、形态，以及合并瘘管的数目、形态、走行及与肛管内外括约肌的关系，对决定手术方案，减少术后复发起到决定性作用。

综上所述，MRI 是一种无创伤性、高准确性的肛周脓肿检查及诊断方法，能提供必要的解剖及病理信息，对临床选择最佳的手术方式及治疗方法具有指导意义，值得推广。

23. 做肛周 MRI 有什么注意事项？

肛周 MRI 对脓肿的诊断独具优势，但是体内有金属是 MRI 的禁忌，如体内有动脉瘤夹、心脏起搏器、心脏金属支架、节育环、金属异物等。检查时不要穿戴任何带有金属物质的衣物，要除去耳环、项链，皮带。手机、磁卡、硬币、钥匙、手表等金属制品也不能带进机房。此外病情危重者和早期妊娠的女性也不建议行此项检查。

24. 肛周脓肿术前需要做哪些实验室检查?

肛周脓肿术前除了需要完善肛周超声、CT、MRI 等影像学检查之外,还需要完善一系列相关的实验室检查,包括血常规 +CRP、凝血功能、传染病指标的检测等。由于肛周脓肿是一种感染性疾病,查血常规 +CRP 可以了解患者目前的感染状态,帮助评估病情,指导治疗方案。完善凝血功能以除外血友病、凝血功能障碍。完善传染病指标(乙肝、梅毒、艾滋病等)以除外传染病,以便手术治疗时进行相应的准备。对于有内科疾病的患者,还应该做相应的检查,如血糖、肝肾功能等。必要的肿瘤标志物甲胎蛋白(AFP)、癌胚抗原(CEA)等检测及结肠镜检查也是不可忽略的。肛周脓肿可不是简单的"一切了之",是需要进行肛肠外科手术治疗的。医师需要通过对实验室指标的详细评估,掌握患者全身情况和明确诊断,确定手术的适应证与禁忌证,以指导下一步治疗方案,判断预后,确保患者安全和医院消毒隔离制度的落实。

25. 肛周脓肿患者为什么一定要检测血糖?

　　肛周脓肿患者需检测血糖以排除罹患糖尿病的可能性。临床上,经常发现患者因肛周疼痛到医院就诊,后来被确诊为糖尿病合并肛周脓肿。对此,患者通常会很惊讶,表示"我之前并没有糖尿病啊"。其实肛周脓肿起病较隐匿,突然发病,以发热多见,常有肛周疼痛、排便不适等症状。医师往往对"三多一少"症状或有明确病史的糖尿病患者有足够的重视,而对既无症状也无病史的"隐形"患者易漏诊。有的患者,尤其是一些年轻人,确诊糖尿病后却不管不治,还有的患者虽然坚持用药但却并未定期监测血糖。这些都增加了肛周脓肿的感染概率。针对这类糖尿病合并肛周脓肿患者,一定要控制好血糖,一旦出现肛周疼痛、发热等症状要及时治疗,否则易发展形成肛瘘,使伤口更不易愈合。

26. 肛周脓肿患者需要检测肿瘤标志物吗?

　　肛周脓肿患者不能排除同时患有肿瘤的可能,故需要常规做肿瘤标志物检测,除外肿瘤的可能。如癌胚抗原(CEA)、甲胎蛋白(AFP)等肿瘤系列的检测。

27. 什么是癌胚抗原？

癌胚抗原即 CEA，主要存在于胎儿消化道、胰脏和肝脏。正常成人血清中 CEA 含量极低，而失去极性的癌细胞分泌 CEA 进入血液和淋巴，导致血中 CEA 水平增高。

CEA 不是恶性肿瘤的特异性标志，在诊断上只有辅助价值，不能作为肿瘤的筛选指标，可作为肿瘤患者监测、疗效判断的指标。此外，有研究显示，血清 CEA 水平与大肠癌的分期有明确关系，越晚期的病变，CEA 浓度越高。

28. 肛周脓肿患者要做肠镜检查吗？

肛周脓肿患者除了视诊、直肠指诊、肛门镜检查外，必要时应行结肠镜检查。对于溃疡性结肠炎、克罗恩病合并肛周脓肿的患者，或发现病变但尚不能定性者，一定要做结肠镜检查，以排除炎症性肠病、肠道肿瘤性病变可能，明确病变的性质，利于治疗。

29. 肛周脓肿患者为什么要做气钡双重造影检查?

气钡双重造影比单对比的普通钡灌肠有更好的诊断效果，不仅痛苦小，而且诊断准确率高，可明确显示大肠的细小病变，如小息肉、早期癌变、小溃疡等，有助于与溃疡性结肠炎、克罗恩病和结肠壁浸润性病变等的鉴别诊断。

30. 肛周脓肿患者有必要做排粪造影检查吗?

排粪造影检查是在便秘患者排粪时对其直肠肛管部做静态和动态检查的方法，可为功能性便秘，特别是出口梗阻型便秘的诊治提供可靠依据，能显示该部的器质性病变和功能性异常。由于是当该部发挥功能（排便动作）时才能显示功能性异常，故它比普通钡灌肠、内镜检查更敏感，能为便秘的诊治提供可靠依据。合并有慢性便秘的患者最好做一下此检查，以明确诊断。

31. 肛周脓肿患者有必要做结肠传输试验检查吗?

结肠传输试验又称结肠转运功能检查，主要用于诊断慢传输型便秘。合并有慢性便秘的患者，如排粪造影检查正常，必须做此检查。

32. 诊断肛瘘需做哪些检查？

一般较单纯的肛瘘通过肛门指诊结合视诊即可明确诊断。但有的肛瘘，特别是复杂性肛瘘尚需做探针探查、肛门镜、瘘管造影、X 线摄片、腔内超声、肛周 CT、MRI 等检查，才能明确瘘管的位置、内口所在及瘘管与肛门括约肌的关系，肛管直肠压力测定可了解肛门直肠的功能，有时为了明确肛瘘的性质尚须作病理切片检查等。

33. 直肠指诊对诊断肛瘘有何意义？

直肠指诊对肛瘘的诊断十分重要，有经验的医生一般靠指诊即可直接掌握肛瘘的大体情况，如瘘管的走行、位置，

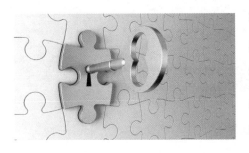

有无支管及有多少支管，内口的位置、数目，肛管直肠环的情况，管道与括约肌的关系等，而且其准确性是相当高的。据国外

研究报告，指诊诊断肛周脓肿和肛瘘的准确性要高于肛周超声检查。

34. 如何寻找肛瘘的内口？有哪些检查方法？

肛瘘内口绝大多数在齿状线附近的肛隐窝处，一般符合索罗门定律。常用的检查方法有：①直肠指诊；②探针检查法；③亚甲蓝染色法；④瘘管牵拉法；⑤X线造影法；⑥其他方法，如腔内超声、CT、MRI检查，准确率很高。

35. 诊断肛周坏死性筋膜炎需做哪些检查？

（1）实验室检查：白细胞计数升高、血糖升高、血沉快，可有贫血、低蛋白血症、电解质紊乱。

（2）X线平片和B超检查：有时可以见到组织水肿和累及组织处的气体影。

（3）CT检查：在诊断肛周坏死性筋膜炎时帮助较大，不但能看到坏死组织，还能看到游离气体存在，有助于了解病变侵犯的范围。临床上如发现患者有寒战、高热等全身症状，伴有局部皮肤出现疼痛、水疱、血疱或青紫继而有广泛的皮肤筋膜坏死，应注意考虑本病，及早给予正确处理。

【专家忠告】

肛周脓肿的检查主要有局部视诊、触诊，直肠指诊，肛门镜检查，影像学检查和实验室检查。局部视诊、触诊和直肠指诊可以初步判断肛周脓肿的范围和大小，其中指诊对于肛管直肠肿瘤的鉴别有重要意义。肛门镜检查有助于观察肛隐窝的情况，协助内口的判断，并且对黏膜下脓肿诊断有积极意义。随着现代影像学技术的发展，肛周超声、CT、MRI已被广泛地运用到肛肠疾病的诊治中。其中肛周超声应用最广，费用低廉，方便快捷。CT与MRI可以直接地显示脓腔情况及与肛管直肠周围组织的关系，相对于CT，MRI可以更为清晰地显示肛管结构，但费用相对较高，适用于高位脓肿的诊断。对于合并全身症状，或有内科疾病的患者，实验室检查也是必不可少的。

在临床上最常见的是肛门皮下脓肿，这种类型的肛周脓肿部位表浅，就在肛周皮下，一般通过医生的体格检查，也就是视诊和触诊就能明确，有时需要做一个B超来判断有没有化脓、明确脓肿范围，以指导治疗方式的选择。对于骨盆直肠间隙脓肿或直肠后间隙脓肿等深部脓肿，B超有可能看不到，或者由于B超报告比较简单、临床医生获取的信息不够全面、具体，这个时候就需要进行CT或MRI检查，能够提供有无脓肿，脓肿大小、部位、深浅、数量、形状、与周围组织关系等诸多重要信息，对于手术入路、切口设计是不可或缺的，直接关系到手术的成败。手术中应常规留取脓液做细菌培养和药敏试验，可以起到两方面的作用：一是判断感染来源，若非肠道内细菌应引起注意；二是可以据此有针对性地选用对致病菌敏感的抗生素，以达到更好的治疗效果。若临床医生认为有必要，还应做一些特殊病原体的检测或取脓腔壁做病理检查。

表浅的肛周脓肿一般通过肉眼可以很容易得知，但有些脓肿即使感染很重（如黏膜下脓肿，骨盆直肠间隙脓肿）等，表现症状不明显，这时要判定是否为肛周脓肿，就必须借助其他手段。常见有以下检查方式：

（1）直肠指检：是最简单也是比较有效的检查方法。一般包括触摸局部是否有压痛、硬结或包块及局部有无热感或波动感，以此判定感染的大致部位范围、深浅、有无成脓。

（2）肛门镜检：可对肛肠内部深层病灶部位进行图像采集、实时诊断，可以清晰、准确、直观地看到病灶，了解病情，避免误诊、误治。

（3）超声检查：辐射式超声波内镜是将探测器置入肛门直肠内，在确认肛门内外括约肌、肛提肌结构的同时，观察脓肿的部位、扩散范围等的一种检查方式，用以判断脓肿与括约肌的关系；直线式电子扫描超声波是检查直肠下段全周，并确定脓肿本身上下界限的一种方式。若以上检查还不能确诊脓肿，则可以选择脓肿穿刺、实验室检查等。

总之，术前、术中检查越细致，误诊率越低，治疗越容易成功。

第三部分

诊断——快速诊断不耽误

1. 如何诊断肛周脓肿?

（1）男女老少均可发病，以青壮年居多。

（2）本病的临床特征，一是肛门直肠处疼痛、沉坠感等局部症状，肛门局部红肿热痛，或溃破流脓，或有脓自肛门流出；二是有与肛门局部症状相应的全身症状，如全身不适、恶寒、发热或寒热交作，食欲欠佳，大便秘结，小便短赤等，但一般单纯、低位脓肿局部症状较重。齿线下的脓肿肛周剧痛，坠胀不适；齿线上的脓肿局部疼痛不明显，多为直肠、会阴、骶尾部坠胀感，而寒战、高热等全身症状较重。

（3）在肛缘周围出现局限性红肿热痛的炎性病灶多半可以确认为肛门周围脓肿，但位置较高的肌间脓肿皮肤表面炎

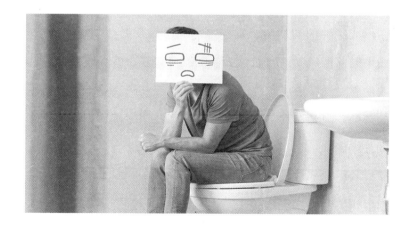

症不甚明显，常需进行直肠指诊，少数情况需要穿刺抽吸脓液。齿线下脓肿肛周红肿，可触及炎性包块，伴明显触痛，或有波动感；齿线上脓肿的肛周体征不明显，直肠指检可发现直肠壁有压痛性肿块，此时在肛门进行双合诊容易发现病灶。齿线下脓肿穿刺很浅即可抽出脓液；齿线上脓肿应将食指放入直肠内作引导，经肛旁 2.5cm 穿刺较为安全，抽出脓液后即可确诊。直肠黏膜下脓肿常在指检时因脓腔壁被触破而有脓液溢出。

（4）必要的辅助检查可以帮助诊断。可行肛周彩超、血常规等检查。

2. 如何自我判断是否得了肛周脓肿？

肛周脓肿最主要的特点就是有较明显的局部症状。一般在形成脓肿的初期会感觉到疼痛和可触及局部硬块。之后，如果局部形成了以含脓汁为主的脓肿包块，就会在局部触及波动感。没有形成脓汁的初期患者需要到医院寻求专业医生的帮助，因为炎性包块时期的硬结需要医生进行相关检查才能最终确诊。而在脓肿形成的时期，可以结合自己的局部胀痛症状、局部波动感及可能出现的发热等全身症状，较为快速地初步确定自己所患的疾病。

3. 肛周脓肿形成需要经历哪几个阶段?

肛周脓肿可分四个阶段:①肛窦炎阶段;②肛管直肠周围间隙脓肿阶段;③脓肿破溃阶段;④肛瘘形成阶段。

4. 肛周脓肿根据是否形成肛瘘可分为哪两类?

肛周脓肿根据是否形成肛瘘可分为非瘘管性脓肿和瘘管性脓肿。非瘘管性脓肿比较少见,占 5% 左右;瘘管性脓肿临床多见,占 95% 左右。瘘管性脓肿和肛瘘是同一疾病的两个不同阶段,即急性脓肿期和慢性肛瘘期,二者病因和病理是相同的。

5. 肛周脓肿按脓肿部位分几类?

按脓肿部位以肛提肌为界分为低位脓肿和高位脓肿两类。

第一类:肛提肌下(低位)脓肿。

①肛周皮下脓肿;②坐骨直肠间隙脓肿;③肛管后间隙脓肿;④低位肌间脓肿;⑤低位马蹄形脓肿。

第二类:肛提肌上(高位)脓肿。

①骨盆直肠间隙脓肿；②直肠黏膜下脓肿；③直肠后间隙脓肿；④高位肌间脓肿；⑤高位马蹄形脓肿。

这种分类方法，既简便又实用，能说明脓肿的解剖位置及其与肛门肌肉的关系，能合理地设计手术方案。

6. 不同类型的肛周脓肿的特点有哪些？

根据发生脓肿的部位的不同，肛周脓肿可分为肛提肌以上间隙脓肿和肛提肌以下间隙脓肿。因其部位和深浅不同，症状也有差异。如肛提肌以上的间隙脓肿，位置深隐，全身症状重而局部症状轻；肛提肌以下的间隙脓肿，部位浅，局部红、肿、热、痛明显而全身症状较轻。临床上常可分为以下五种类型：

（1）肛周皮下脓肿：发生于肛管皮下或肛门周围皮下组织内，常发生于肛缘，是最常见的一种类别。脓肿一般较小，全身感染症状不明显，局部疼痛较重，多呈持续性或搏动性疼痛。肛门旁有明显红肿、硬结、触痛。如已化脓则有波动感，如脓肿位于前侧可出现排尿困难。检查可见肛门一侧有一界限不明显的微红色突起包块，触痛明显。

（2）坐骨直肠间隙脓肿：发于肛门与坐骨结节之间，脓肿范围广而位置深。初期仅感肛门部不适或微痛、酸胀感。

（3）骨盆直肠间隙脓肿：位于肛提肌以上，腹膜以下。由于脓肿深隐，因此全身感染症状甚重，而肛门局部症状则不明显，常有会阴部沉重下坠感，有里急后重感，排便时加重，下腹部疼痛。由于脓肿部位深，自行破溃所需时间较长。指诊可在直肠壁上触及肿块隆起，有压痛及波动感。

（4）直肠后间隙脓肿：排便不适是较早出现的症状。初期有恶寒发热，直肠内有明显坠胀感，肛门会阴部下坠感钝性疼痛并可放射至下肢。病变继续发展，全身症状可加重，在尾骨与肛门之间有明显深压痛。肛内指诊可在肛管后，肛管直肠环水平面以下触及局限性硬结或肿块，并可触及波动感。

（5）直肠黏膜下脓肿：位于直肠黏膜与内括约肌之间的黏膜下间隙内。初期症状常有直肠部沉重或饱满感，排便或步行时疼痛明显。一般全身症状较明显，而肛门局部无明显症状，肛内指检在黏膜下可触及表浅之肿块，有压痛及波动感。

7. 肛周脓肿根据发病过程分为哪几期？

（1）急性炎症感染期：表现为肛门直肠间隙软组织处于急性炎症感染状态，临床表现为局部组织红、肿、热、痛，肿块质硬，与周围组织界限不清，组织尚未液化成脓。

（2）脓肿完全形成期：炎症局限，组织完全液化成脓，局部组织跳痛，触诊质软有液波感。

8. 如何诊断肛周脓肿？

本病一般根据症状、直肠指诊、血常规检查或诊断性穿刺抽得脓液即可诊断，少数深部脓肿需要依靠腔内超声以明确诊断，必要时需做盆腔 CT 和 MRI 检查。

9. 肛周脓肿要与哪些疾病鉴别？

临床上很多患者常将肛周脓肿与疖肿、血栓性外痔、炎性外痔等疾病相混淆。

（1）肛周毛囊炎和疖肿：好发于肛周皮下，肿胀略突出，中央溃破，有溢脓，或见脓栓，肛内指诊无内口。

（2）血栓性外痔：尤其是当疼痛明显时应注意鉴别。患者用力排便后，肛缘突起一圆形或椭圆形肿物，疼痛剧烈，检查时可见肛缘肿物，呈暗紫色，稍硬，触痛明显。

（3）炎性外痔：肛缘皮肤突起，肿胀、疼痛明显，指诊时可有触痛但无波动感。

（4）肛裂：平素大便干结、肛门疼痛，疼痛呈撕裂样、大便出血，多有肛裂"三联征"。

（5）内痔嵌顿：可变大、充血、绞窄（内痔脱出肛门不能复位，发生水肿甚至缺血坏死）等，进而导致坏疽（身体组织因缺乏血液循环而坏死腐烂）。在直肠检查中，可触及波动性肿块。

（6）化脓性汗腺炎：好发于肛周皮下，病变部位较广，多个流脓的疮口，疮口之间可彼此相通，形成皮下瘘道，但瘘道不与直肠相通。可见皮肤增厚，色素沉着，并有广泛慢性炎症和瘢痕形成。

（7）肛周坏死性筋膜炎：发病急、肿痛重，病变范围广，波及肛周、会阴部及阴囊部周围组织大面积坏死，常蔓延至皮下组织及筋膜。指诊可触及捻发音。

（8）肛瘘感染：肛瘘一般无疼痛，当肛瘘出现感染会引起脓性分泌物增多及肛旁肿痛不适，可伴有发热、恶寒。

（9）骶前囊肿：因其症状与直肠后脓肿相似，常被误诊。指诊时发现直肠后位可触及囊性肿块，表面光滑、无明显压痛。X线检查时发现直肠推向前方或一侧，骶骨与直肠之间组织增厚。

（10）畸胎瘤感染：较小的畸胎瘤，其症状与直肠后脓肿早期相似。但指诊直肠后肿块光滑，分叶，无明显压痛，有囊性感，X线检查可见骶骨与直肠之间的组织增厚和肿瘤，内有不定形的散布不均钙化阴影、骨质、牙齿等。

（11）肛周子宫内膜异位症：女性肛周表浅性隆起、漫肿。肿痛多与月经周期一致，常继发感染，追问病史，结合症状，常可鉴别。

（12）产气性皮下蜂窝织炎：为厌氧菌感染之脓肿，肛门旁突然发生肿块，迅速蔓延扩大，肿块内可触到捻发音是其特征。全身症状有高热、倦怠、精神萎靡、白细胞计数急剧减少。患者可出现昏迷和极度衰弱状态。

此外，尚需与克罗恩病肛周脓肿、骶骨结核等鉴别。

10. 如何区别肛周脓肿与痔？

肛周脓肿与痔的区别：肛周脓肿是肛门的一种感染性疾病，起初只表现为肛门周围出现一个小硬结或肿块，继而出现疼痛加剧、红肿、发热、坠胀不适、大便干结、排尿不畅等表现，可出现全身不适、精神倦怠、寒战、高热等全身症状，甚至引发败血症、中毒性休克；痔是肛门直肠局部静脉曲张造成的，外痔的症状以疼痛瘙痒为主或无明显不适，而内痔则以便血及便后痔核脱出为主。

11. 肛周脓肿与肛瘘的区别有哪些?

肛周脓肿是因肛管、直肠炎症蔓延到周围形成脓的疾病,脓液较少时可以通过消炎药治疗,但脓液较多时应该切开引流,并用消炎药治疗。肛周脓肿容易发展形成肛瘘,肛瘘治疗相对复杂。

12. 肛周脓肿与臀部疖肿如何区别?

(1)肛周脓肿:多来自肛窦感染发炎,沿肛腺管蔓延扩散到肛门、直肠周围。本病起病急骤,疼痛剧烈,伴有全身症状,脓肿容易扩散,破溃后易形成肛瘘。

(2)臀部疖肿:病变在肛门周围皮下,臀部疖肿为皮肤浅表性的急性化脓性疾病,其特点是色红、灼热、疼痛、突起根浅、肿势局限,范围多在3cm以内。其肿胀中心与毛囊开口一致,中央有脓栓,与肛窦无关,多数可自行破溃,一般无全身症状,不发展为肛瘘。

13. 我国肛瘘是怎样分类的?

在我国,按肛瘘瘘管位置高低,以肛门外括约肌深部划线为标志进行分类,将肛瘘分为高位瘘和低位瘘两大类,每类又依据内外口和瘘管的多少分为单纯性和复杂性两种。具体标准如下。

(1)低位单纯性肛瘘:只有一条通过肛门外括约肌深部以下的瘘管,内口在肛窦附近。

(2)低位复杂性肛瘘:瘘管在肛门外括约肌深部以下通过,外口或瘘管有两个以上,内口在肛窦部位。

(3)高位单纯性肛瘘:只有一条瘘管,但其穿过肛门外括约肌深部以上,内口在肛窦部位。

(4)高位复杂性肛瘘:有两个以上外口且瘘管有分支,其主管通过肛门外括约肌深部以上,有一个或两个以上内口。

14. 国际上肛瘘是怎样分类的?

国际上按肛瘘瘘管行经与括约肌的关系(Parks分类法)分为4类。这种分类方法对指导治疗和判断预后有一定意义。

(1)括约肌间肛瘘:多为低位肛瘘,约占70%,瘘管只穿过内括约肌，外口常只有 1 个，距肛缘较近，多在 3 ～ 5cm，内口常在齿状线处，少数在直肠。主瘘管可有支管形成，支管在直肠环、纵肌之间，上端为盲端或穿透直肠环肌及黏膜，形成高位括约肌间瘘。

（2）经括约肌肛瘘：可以是低位肛瘘，也可以是高位肛瘘，约占 25%，多是坐骨直肠窝脓肿引流后形成。瘘管穿过内括约肌及外括约肌的浅、深部之间，常有几个外口，并且支管互相沟通。外口距肛缘较远，在 5cm 左右，少数有支管穿过肛提肌到达骨盆直肠窝，在治疗时应注意切除。

（3）括约肌上肛瘘：为高位肛瘘，较少见，约占 5%。瘘管向上穿过肛提肌，然后向下至坐骨直肠窝穿透皮肤。由于瘘管累及肛管直肠环，故治疗较困难。

（4）括约肌外肛瘘：最少见，约占 1%，常为骨盆直肠窝脓肿的后遗症，瘘管穿过肛提肌直接与直肠相通，这种肛瘘常由直肠的克罗恩病、结核、溃疡性结肠炎或癌等引起，治疗时应注意到对原发病灶的干预。

15. 为什么肛瘘分类以肛门外括约肌深部为界？

大家都知道，肛门是主管粪便排泄的器官，肛门周围的括约肌通过其松弛和收缩运动来控制肛门的开启与关闭，主要的括约肌有肛门内括约肌、肛门外括约肌及肛提肌。其中，肛门外括约肌从肛门口向内分为三部，即皮下部、浅部和深部。另外，肛门外括约肌浅部、深部及肛提肌的耻骨直肠肌和肛门内括约肌等组成了肛管直肠环。如果在手术的过程中切断了内括约肌、外括约肌皮下部与浅部，都不会影响肛门的括约功能；如果切断全部外括约肌会出现肛门的不完全性失禁，即肛门失去对稀便和气体的控制；如果切断肛管直肠环则会引起肛门的完全性失禁。

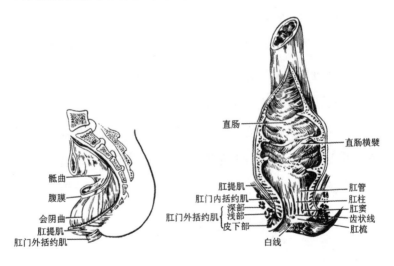

可以看出，肛门外括约肌深部在控制肛门开合方面起着重要的作用，故以其为界来区分高位肛瘘和低位肛瘘，有利于医师采用不同的方法来治疗，这一点非常重要。

16. 肛瘘需与哪些疾病相鉴别?

（1）化脓性汗腺炎：病变范围广，呈弥漫性结节状，常隆起，许多窦道破口，有脓液流出，病变区皮肤色素沉着。多发性外口无瘘管硬索通向肛内。

（2）骶尾部囊肿：先天性表皮囊肿和皮样囊肿继发感染化脓，自溃或切开引流后形成窦道，无内口、外口凹陷，不易闭合，瘘管向颅侧走行，探针检查时深者可达 10cm 左右，尚有毛发从外口排出。有时可见骨质和牙齿，病理检查可鉴别。

（3）藏毛窦：于骶尾关节，臀沟部或尾骨尖的凹陷处有瘘口，有黄色稀淡臭味液体流出，窦内有毛发，无内口，不与直肠相通。

（4）骶尾部骨髓炎：形成脓肿破溃后之瘘口，深数厘米不等，与直肠相通，有时两个瘘口对称距离相等。另外，骶尾、髂、髋、耻骨结核形成寒性脓肿破溃后之瘘口，流脓清稀或呈米泔样，外口内陷，常有午后低热、夜间盗汗等结核病症状。二者皆可通过摄片，根据骨质病变来鉴别。

（5）肛周窦道：肛门周围外伤后形成的窦口，日久不愈，其中可能有异物，可从外伤史上鉴别。

（6）臀部放射线菌感染：其感染损害大、病程长、进展缓慢，镜检脓液中有均匀的黄色小颗粒，病变区似木硬，无内口。

（7）晚期肛管直肠癌：溃烂后可形成肛瘘，菜花样溃疡，坚硬肿块，分泌物为脓血伴恶臭，伴持续疼痛。病理学检查可见癌细胞，不难与肛瘘鉴别。

（8）其他：尚需与会阴部尿道瘘、肛周疖肿病、克罗恩病、溃疡性结肠炎、淋巴肉芽肿等鉴别，但临床相对少见。

17. 肛瘘的内、外口之间有何规律？

许多学者对肛瘘外口与内口的关系做过研究，1900 年 Goodsall 首先提出的 Goodsall 规律，可帮助确定内口部位和瘘管走行，较常用。通过肛门中心点做一横线，一个外口在横线前，距肛门缘不超过 5cm，其内口在横线前部齿线处与外口呈放射状相应位则管道多较直。超过 5cm 的多走行弯曲，内口在后正中线附近。外口在横线后半部，瘘管多半弯曲，内口常在肛门后正中齿线附近。

18. 克罗恩病合并肛周脓肿有何特点?

克罗恩病是一种病因不明的慢性反复发作性的疾病,可累及全消化道。克罗恩肛周脓肿或肛瘘是最常见的克罗恩病肛周病变。可能起源于肛腺感染、肛裂或溃疡穿透直肠或肛管、瘘管阻塞有关。临床上与普通的脓肿有不同的表现,如患者伴有炎性肠病的表现,消瘦、局部脓肿表现较深、脓液稀薄,部分患者肛门部有多处脓肿和肛瘘,或肉芽肿样增生。直肠或肛管的反复慢性炎症及瘘管形成,可导致肛门狭窄。克罗恩病合并脓肿或肛瘘处理原则是一般以内科治疗为主,外科治疗为辅,建议行简单的引流手术或挂浮线引流而非"根治性手术"。

19. 嵌顿痔与肛周脓肿有何不同?

"嵌顿"一词,是指内容物从洞穴中出来而不能还原的状态。若内痔由肛门脱出,刺激肛门括约肌发生痉挛收缩,水肿,不能回纳,称为嵌顿性痔。有时发生嵌顿的痔核会坏死,但一般情况下不发生坏死。若有血循环障碍,称为绞窄性痔。痔嵌顿是指痔核或脱肛由肛门脱出,其本身不能返回肛门内的状态。在内痔基础上，若发生血栓性外痔，会产生剧烈的疼痛。而肛周脓肿是肛门直肠周围的急性化脓性感染，肛门周围肿胀疼痛，呈持续性，伴阵发性加剧。

20. 如何诊断肛周化脓性汗腺炎？

本病是一种肛周皮肤病，长期反复发作，多发性硬结，自溃后逐渐蔓延，形成许多表浅性皮下瘘管、窦道和小脓肿，瘘管和肛管无联系，肛管直肠无内口，有索条互相融合。本病极易被误诊为复杂性肛瘘而来肛肠科求治。

21. 肛周化脓性汗腺炎应与哪些疾病相鉴别？

（1）肛周疖肿、毛囊炎：毛囊性丘疹呈圆锥形，集簇一处，顶部有脓栓，脓出渐愈，不与肛管直肠相通，病程短。

（2）复杂性肛瘘：管道深，内有肉芽组织，多有肛周脓肿病史，常有肛窦原发感染内口。

（3）克罗恩病瘘：克罗恩病与化脓性汗腺炎可以并存。二者均有瘘管形成，但化脓性汗腺炎无胃肠症状，肛管直肠正常。

（4）尾骨前皮样囊肿：本病向深部蔓延时常在尾骶骨与

直肠之间向上蔓延，因肛管远端后壁有特征性瘢痕，而多次手术可致瘢痕增多，易忽略并存的尾骨前皮样囊肿而漏诊。

22. 如何诊断肛周坏死性筋膜炎？

患者就诊时常有广泛蔓延，注意以下几点可帮助诊断：①脓肿简单切开引流后全身毒性表现加重，说明病情严重；②肛门部引流伤口无瘢痕形成，发现不是轻微感染，无明显化脓、疼痛加重；③皮肤有红斑和大疱更应注意提高警惕；④麻醉下应检查扩散范围，区别扩散类型，如阴囊或阴唇发现黑点，表示下方有坏死感染，此时穿刺找脓无用处，反而会延误治疗。本病与肛门直肠周围蜂窝织炎极为相似，需注意鉴别。

【专家忠告】

有些患者早期患了肛周脓肿，因为不知道是怎么回事，未予重视，或者由于羞涩不好意思看医生，当作痔疮随意到药店或小诊所买些药来治疗，殊不知这样根本不能达到临床治愈的效果，有时只是暂时缓解了病情，没过几天就又犯了，还可能形成严重的局部或全身感染。肛周脓肿是一种高发性常见性肛肠疾病，高发于青壮年，婴幼儿也是肛周脓肿的常见发病群体。另外，肛周脓肿对于老年患者的身体损伤是非常大的，因此要注意尽早发现初期的症状，就诊于正规的肛肠专科进行治疗，以免耽误病情。

肛周脓肿的诊断在大多数情况下并不困难，临床医生根据患者的症状、体征，结合前面讲的影像学检查，如B超、CT、MRI等，通常即可明确诊断。在某些特殊情况下若高度怀疑而诊断又确有困难，可进行诊断性穿刺：在疼痛或压痛最明显的部位，用普通注射器接球后注射针头或心内注射针头刺入皮肤，而后回抽制造负压，向不同方向穿刺，若抽出脓液则可明确诊断，但此方法有一定痛苦，即使在局部麻醉下进行，患者也不一定能良好配合，故能不使用尽量不使用。诊断需注意的另外一点是对于反复发作肛周脓肿的患者，应注意排除其他相关疾病，如艾滋病、糖尿病、炎症性肠病、结核病等。

肛周脓肿的鉴别诊断主要包括肛裂、血栓痔、藏毛窦、汗腺炎、肛管癌和癌前病变、克罗恩病及性传播疾病。肛周脓肿是急性化脓性疾病，所以具备急性化脓性疾病的基本特点：肿、红、热、痛。特别提醒，骨盆直肠间隙脓肿、直肠黏膜下脓肿、高位脓肿等以肛门坠胀、体温升高为主要表现。

第四部分

治疗——科学治疗效果好

1. 肛周脓肿的治疗原则是什么？

　　早期炎症浸润尚未形成脓肿时，可口服或注射广谱抗生素，防止炎症扩散，但有的抗生素不仅不能控制炎症，反而会使脓肿向深部蔓延并易导致感染加重。脓肿若治疗不及时或方法不恰当，易自行破溃或切开引流后形成肛瘘。临床上，脓肿一旦确诊，应立即尽早手术，千万不能用抗生素或中药膏药外敷，不但不会减轻症状，反而会加重病情，延误治疗。因脓肿的部位不同，手术方式亦不同。

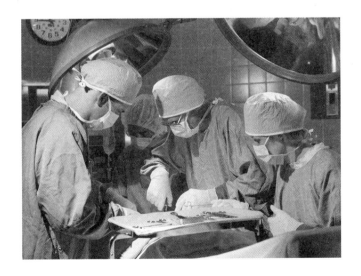

2. 得了肛周脓肿要怎么治疗?

肛周脓肿系肛管直肠周围软组织感染所形成的化脓性病变。本病多数起病急,疼痛剧烈,常伴寒战、高热。延误治疗往往可使病情加重,病变复杂,应尽早积极治疗。

肛周脓肿的治疗就是切开引流,一旦诊断为肛周脓肿应及时切开引流,不管有没有波动感,脓肿没有及时引流会播散,引起周围间隙的感染和全身感染。

外科引流依然是肛周脓肿最基本的治疗方法,原则上切口应紧靠肛缘,以缩短潜在瘘管的长度并确保引流通畅。坐骨直肠窝脓肿,或向上蔓延引起肛提肌上方脓肿,在肛周尽量靠近括约肌复合体外缘做引流切口。括约肌间脓肿,或向上蔓延引起肛提肌上方脓肿,或是盆腔脓肿向下蔓延,应经肛从直肠腔内引流,也可以置管引流或挂线引流,避免形成经括约肌间瘘或括约肌外瘘。

3. 肛周脓肿能治好吗?

肛周脓肿通过积极的治疗是可以治好的。

肛周脓肿的治疗原则主要是控制感染扩散,减轻患者的痛苦。少数肛周脓肿经抗生素、温水坐浴及局部理疗等治疗可以消散，但多数需要手术治疗。也就是说在脓肿未形成时，即在隐窝炎时，尚可考虑保守疗法，应用有效的抗生素静脉滴注或灌肠；一旦脓肿形成，最积极的方法是及时切开引流。甚至有人断言，肛周脓肿手术不可避免，不必等待出现局部波动感，以免炎症扩散。

4.肛周脓肿能自愈吗？是不是必须去医院就诊？

肛周脓肿有暂时自愈的可能，但是为了更好的结果，建议患者都要去医院进行检查，明确病因。

肛周脓肿有很多种类，不同种类的分型也不同，有些肛周脓肿属于浅表脓肿，有时通过摩擦会自行破溃流液愈合，但之后有的可能形成慢性窦道。肛周脓肿只是表现出来的症状，应找到其致病原因，才能达到彻底根治。

5.得了肛周脓肿不手术能好吗？

只能说有一部分患者在疾病的早期及早治疗，通过中医保守治疗和西医抗生素结合治疗，最终脓肿得到了吸收，这是最理想的结果。但是不能说发现了肛周脓肿以后放任其发展，就能依靠身体的免疫功能战胜疾病。发现自己患有肛周脓肿后应该尽早到正规专科医院进行专业的治疗。手术治疗仍然是最为恰当的治疗方式。另外，对于选择了保守治疗方式的患者，应当在治疗后的一周内密切观察病情变化，最好选择结合超声检查的方式明确疾病的治疗和变化情况。

6. 肛周脓肿切开引流后，还会复发吗？

外科引流后，约有 44% ～ 50% 的患者出现复发，且大多发生在初始治疗后的 1 年内。引流不畅、形成分隔马蹄形脓肿以及初次瘘管切开失败均是肛周脓肿复发的危险因素。马蹄形脓肿多来源于括约肌间和肛后深间隙的感染，但可以蔓延到肛前深间隙，也可以蔓延至单侧或双侧的坐骨直肠窝。

7. 肛周脓肿反复不愈怎么处理？

肛周脓肿是由于肛管直肠周围软组织或周围间隙内发生急性化脓性感染所致，能自行破溃，并形成与会阴区皮肤相通的肉芽肿性管道，即肛瘘。肛周脓肿一般不能自行痊愈，如任其发展，最终脓肿将向肛周皮肤或肛管直肠腔内破溃形成肛瘘，如果脓液得到引流，症状可暂时缓解；随后破溃口愈合，脓液又不断积聚，感染向周围扩散，再次出现症状，并可能出现新的脓肿，形成多个破溃口，如此反复发作，经久不愈。所以，一旦发生肛周脓肿应及时治疗，早期可采用抗生素治疗、温水坐浴、局部理疗等方法促其消散，但脓肿一旦形成则需要手术切开，充分引流脓液，防止其扩散，以减轻疼痛等不适。伴有肛瘘的肛周脓肿，待切开引流后 3 个月左右，肛瘘周围炎症即会消退，纤维管道形成，再手术治疗肛瘘。

8. 肛周脓肿的非手术治疗方法有哪些？

（1）中医药疗法。

（2）西药抗生素疗法。

（3）红外线疗法。

（4）氦 - 氖激光疗法。

（5）冷光疗法。

（6）微波疗法。

（7）坐浴疗法。

（8）熏蒸疗法。

9. 肛周脓肿如何选用抗生素?

抗生素的选用:肛门直肠脓肿早期,尚处于急性感染性炎症期时,可选用抗生素治疗,以阻止炎症进一步发展形成脓肿。抗生素的选用一般有以下几种方法:①经验用法。因肛周脓肿多为肠道细菌感染所致,以革兰阴性杆菌及厌氧菌为主,故在脓液培养结果未出来之前,可选用广谱抗革兰阴性杆菌的抗生素进行治疗,包括广谱青霉素、氨基糖苷类,第二代、第三代头孢菌素,喹诺酮类;联合使用抗厌氧菌类抗生素,包括甲硝唑或替硝唑、克林霉素等。深部巨大脓肿、感染严重时,可选用能同时覆盖革兰阴性杆菌和厌氧菌的药物,包括氨苄西林或舒巴坦、哌拉西林、替卡西林或克拉维酸、头孢西丁、亚胺培南等。②根据脓液培养结果选用抗生素,一旦获得细菌培养和药敏试验结果,即应对原有用药方案进行重新审视,但应注意须始终坚持临床为主的原则,如果原有治疗方案确实有效,即使与检验结果不符,也不要轻易改变;如果病情严重,可在原有治疗方案的基础上加用一种药敏报道敏感的药物。

抗菌药物治疗中的观察和调整:治疗方案确定后,一般应观察 3 日,才能对其效果作出可靠的评价,在此之前不宜频繁改动。出现治疗效果不好，一般有以下几种情况：①药物未能覆盖主要病原菌；②抗菌力度不够；③脓肿已完全形成，需行手术切开排脓。

10. 患有肛周脓肿，必须使用抗生素治疗吗?

身体状况良好的非复杂性肛周脓肿患者行脓肿切开引流术后不推荐常规使用抗生素，因其并不能改善治愈率和减少复发。然而，对于肛周和会阴局部感染严重的肛管直肠周围脓肿，可考虑使用抗生素。伴全身感染、心脏瓣膜疾病、糖尿病和免疫抑制的患者需要应用抗生素。

11. 肛周脓肿的常用抗生素有哪些?

（1）青霉素。

（2）氨基糖苷类。

（3）头孢菌素。

（4）喹诺酮类。

（5）甲硝唑或替硝唑。

（9）左氧氟沙星。

12. 肛周脓肿吃什么药可以治好?

肛周脓肿仅有表浅的脓肿,可以口服抗生素治疗,有可能治愈。但由于肛周脓肿种类成因很多,很多脓肿的处理还是需要做手术,进行脓肿切开或者引流。

(1)肛门周围脓肿切开引流术在局麻下就可进行,在波动最明显处做放射状切口,保证引流通畅。

(2)坐骨直肠间隙脓肿切开引流在腰麻或骶麻下进行,在压痛最明显处用粗针头穿刺,抽出脓液后,在该处作一平行于肛缘的弧形切口,避免损伤括约肌,探查脓腔使引流通畅后,置管或油纱条引流。

(3)骨盆直肠间隙脓肿切开引流术要在腰麻或骶麻下进行,切开部位因脓肿来源不同而不同。如脓肿向肠腔突出,手指在直肠内可触及波动,应在肛镜下行相应部位直肠壁切开引流;如脓肿源于经括约肌肛瘘感染者,引流方式与坐骨肛管间隙脓肿相似。

肛周脓肿切开引流后,绝大多数形成肛瘘。近年来有采用脓肿切开引流加一期挂线术的报道,可避免肛瘘的形成。

13. 中医如何治疗肛周脓肿?

中医治疗肛周脓肿主要以清热解毒利湿、养阴清热利湿为治则。

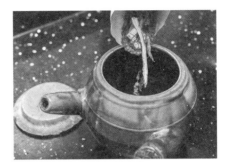

（1）实证肛痈证属湿热内蕴，郁毒内生。症见肛门周围红肿热痛很明显，大便秘结，小便短赤，舌质红，苔黄腻，脉数。治疗应以清热解毒利湿为主。

（2）虚证肛痈证属阴虚内热，湿热内生。症见肛门皮色不变，界限不明显，不隆起或轻度隆起，脓液白稀，全身乏力，有虚热，舌质红，苔腻，脉细。治疗应以养阴清热利湿为主。

局部栓剂的使用和中药坐浴等也能取得较为理想的效果。

14. 肛周脓肿常用的药物有哪些?

肛周脓肿的药物有许多，按照剂型和使用方法，常用药物主要有如下几类。

（1）口服药：①致康胶囊；②爱脉朗；③迈之灵。

（2）栓剂：①普济痔疮栓；②美辛唑酮红古豆醇酯栓（红古豆）；③太宁栓；④肛泰栓。

（3）膏剂：①肤痔清软膏；②京万红痔疮膏；③复方多黏菌素 B 软膏；④湿润烧伤膏；⑤硝酸甘油软膏。

（4）熏洗药：①痔疾洗液；②复方荆芥熏洗剂；③派特灵；④肤芩洗剂。

按照功效分类，常用药物有如下几类。

（1）通便药：①杜密克口服溶液；②麻仁软胶囊；③首荟通便胶囊。

（2）止泻药：①复方嗜酸乳杆菌片（益君康）；②莎尔福；③固本益肠片。

（3）止痛药：①诺扬鼻喷剂；②复方盐酸利多卡因注射液（克泽普）；③奥布卡因凝胶。

15. 致康胶囊为何能治疗肛周脓肿？如何服用？

致康胶囊是一种中成药胶囊剂，吸收了七厘散、腐尽生肌散等经典古方之精华，结合临床实践科学组方而成，具有促进组织修复、改善微循环、止血止痛、抗菌消炎之功效，已载入《中成药临床应用指南》和《中国药典》。方由大黄、黄连、三七、白芷、阿胶、龙骨（煅）、白及、醋没药、海螵蛸、茜草、龙血竭、甘草、珍珠、冰片组成，具有清热凉血止血、化瘀生肌定痛之功效。本品用于便血、崩漏及呕血等，如痔疮、直肠炎、肛瘘、肛裂、肛周脓肿、肛周疾病出血及肛肠疾病术后等。孕妇禁用。

　　用法用量：口服，一次 2 ～ 4 粒，一日 3 次；或遵医嘱。

16. 爱脉朗为何能治疗肛周脓肿？如何服用？

　　爱脉朗（柑橘黄酮片）是一类静脉活性药物，对痔静脉组织具有双重作用。一是能够降低易引起静脉曲张、痔核脱垂和血管壁损伤的痔静脉丛高压；二是可减轻使血管壁渗透性降低的炎症反应。本品为复方制剂，每片含柑橘黄酮（纯化微粒化黄酮成分）500mg，其中 90% 地奥司明 450mg，10% 以橙皮苷形式表示的黄酮类成分 50mg。其作用：在静脉系统，降低静脉扩张性和静脉血淤滞。在微循环系统，使毛细血管壁渗透能力正常化并增强其抵抗性。强效抗炎，全面作用于静脉、淋巴、微循环系统，延缓疾病进展。

　　用法用量：口服。将每日常用 2 片剂量平均分为 2 次，于午餐和晚餐时服用。本品当用于急性痔发作时，前四日每日 6 片，以后三日每日 4 片。

17. 服中药能否治愈肛周脓肿？

中医很早就对肛周脓肿有了认识，其病名曰"肛痈"，并提出了"醇酒厚味，勤劳辛苦，蕴毒流注肛门结成肿块"及"湿热瘀毒下注，致生肛痈（肛周脓肿）"的病因病机。中医还创制了许多治疗肛周脓肿的方剂，其中最著名的就是仙方活命饮。我们在临床上以仙方活命饮为基础方进行加减治疗肛周脓肿，除了个别感染初期，尚未酿脓者用药后症状缓解外，其余绝大部分只能促进脓熟溃破，也就是说，多数患者没能治好。反倒是脓肿破溃后或脓肿手术后服仙方活命饮加黄芪，可以促进排脓和红肿尽快消散，缩短了愈合的时间，比不用药效果好。总之，在肛周感染期服中药治疗有效且部分轻症患者可以临床治愈；一旦有脓，无论脓多脓少，服中药效果不佳；溃脓后或手术后应该配合服中药。

18. 肛周脓肿的中医坐浴疗法怎样治疗？

（1）在坐浴盆内放入 1000mL 水，在火上煮开 15 分钟消毒，然后倒掉水，将盆晾凉。

（2）取鱼腥草 15g，虎杖 15g，苦参 15g，五倍子 15g，

马齿苋 15g，芒硝 10g，乳香 6g，没药 6g，苏木 10g，甘草 10g，加冷水 2000mL，小火煮沸 30 分钟，将药液倒入消毒过的坐浴盆内。

（3）将药液晾一会儿，待温度下降至 70℃左右时，患者先用药液熏蒸患处，10 分钟后，护理者可试着用手撩起药液帮患者洗涤臀部，清除肛周分泌物等污物。

（4）患者臀部适应药液温度后，将臀部坐入盆内的药液中，浸泡时间不少于 30 分钟。

（5）坐浴完毕后，用消毒纱布擦干患处，涂上医生开的外用药，然后用无菌纱布（消过毒的纱布）覆盖。

19. 肛周脓肿的手术原则是什么？

若脓肿已形成，多以手术疗法为首选。脓肿切开引流是治疗肛管直肠周围脓肿的主要方法，一旦诊断明确，即应切开引流。局部治疗失败或脓肿复发提示引流不通畅，仍有残留脓肿、窦道或存在免疫缺陷。

（1）适应证：肛管直肠周围脓肿脓已成者。

（2）禁忌证：肛管直肠周围脓肿脓未成者；伴有痢疾者；腹泻患者；伴有恶性肿瘤者；伴有严重肺结核、高血压、糖尿病、心脑血管、肝脏、肾脏疾患或血液病的患者；临产期孕妇等。

20. 肛周脓肿的手术治疗方法有哪些？

（1）脓肿切开引流术：适用于①非肠源性细菌性脓肿；②术中找不到内口；③肛提肌上部脓肿不能一次切除脓腔与内口间的管道。

（2）脓肿内口切开术：适用于肛周脓肿、肛后间隙脓肿、低位肌间隙脓肿。其操作方法是脓肿切开后排净脓液，寻找内口。

（3）脓肿切开挂线术：适用于肛管直肠环以上的瘘管性骨盆直肠间隙脓肿，窦道贯穿外括约肌深部的坐骨直肠间隙脓肿或直肠后间隙脓肿。

（4）直肠内切开引流术：适用于直肠黏膜下脓肿、高位肌间脓肿。

21. 肛周脓肿手术注意事项有哪些？

（1）先穿刺病灶抽出脓液后，应及时切开排脓，以防脓液向其他间隙扩散。

（2）麻醉应充分，齿线下脓肿用局部浸润麻醉；齿线上脓肿应选用低位腰麻或骶麻。

（3）齿线下脓肿行肛周放射状切口；齿线上脓肿应距肛缘 2.5cm 行弧形切口，以防损伤括约肌。

（4）脓肿切口应够大，引流要通畅，要用食指探查脓腔，分开纤维间隔，以利引流。

（5）对肛提肌以下的脓肿应尽量找到感染的内口，如内口与脓腔间的管道表浅，可同时切开或切除；如管道通过外括约肌深层，则采用挂线疗法，避免形成肛瘘。

（6）对肛提肌以上的脓肿，处理要慎重，不能在脓肿切开排脓后，同时切除脓腔壁与内口间的管道，如果切断了肛门外括肌深部、肛提肌及耻骨直肠肌，就会引起肛门失禁。耻骨直肠肌是维持肛门自控的关键，如果被切断，可形成完全性排便失禁，失去对干、稀便和排气的控制，使肛管向后移位出现肛门畸形，并发肛腺外溢、黏膜脱出和直肠脱垂等严重后遗症。即使采用一期切开挂线术，也应由有经验的医师决策或操作。没有十足的把握一般在切开排脓手术 3 ～ 6 个月形成肛瘘再行手术。

（7）脓液应做培养及药敏试验。

22. 在什么情况下适合做肛周脓肿根治术?

（1）一旦明确诊断，形成脓肿，就是手术指征，应立即行一次性根治术治疗，减低张力，防止其炎症扩散和向四周蔓延，根治时寻找内口及切除病变的肛隐窝，术前不宜指诊及窥肛。

（2）肛周高位脓肿或直肠脓肿皮肤症状不明显，只有微热和全身不适，肛周皮肤触诊柔软，无红肿。鉴别诊断只要用 5mL 注射器抽吸或肛周彩超即可明确诊断。

（3）抗炎保守治疗有可能早期使炎症局限，缓解肛周疼痛，停止抗生素治疗后会再次复发，不能彻底根治。

（4）应用探针寻找内口时不应加用暴力手法，导致形成假性瘘道口，误将内口及部分瘘管遗留，清创不彻底，可能术后重新形成瘘管，再次复发，形成肛瘘。

23. 肛周脓肿做手术要住院吗? 手术后需要住院多长时间?

不需要住院。简单的肛周脓肿切开引流术，在门诊或者急诊手术就可以完成；复杂的话，比如需要腰麻或者全麻，是需要住院治疗的。

　　肛周脓肿的住院时间很大程度上取决于患者的病情。肛周脓肿病情越重，需要的住院时间就越长。一般来说，患者如果能够尽早地到医院就诊，平均住院天数在 10 天左右。一般是患者在行手术治疗后，在医院进行 3 ～ 5 天的静脉点滴抗炎治疗，之后再进行 1 周左右的换药、熏洗坐浴、理疗等术后治疗措施，视其创面恢复情况决定出院日期。但是如果患者病情较重、脓腔范围较大、切口较多，可能需要更长的时间恢复。

24. 肛周脓肿手术术前心理护理有何作用？

　　肛周脓肿疾病对患者而言存在患病部位特殊这一情况，使得患者会从心理上存在尴尬及抵触情绪，进而导致治疗依从性差。因此术前健康宣教与心理辅导显得十分必要，护士通过普及肛周脓肿疾病知识，加强宣教的方式提高患者依从性，同时加强心理安抚，使患者安心接受治疗。

25. 肛周脓肿患者术前应做哪些准备？

　　肛周脓肿患者在术前做好充分的心理准备和物品准备，不仅有利于手术顺利进行，而且也有利于患者术后的康复。

患者在术前应做以下准备。

（1）保持良好的精神状态：保证足够的睡眠，以利于全身肌肉和神经的松弛，方便手术进行。

（2）戒烟戒酒：肛周脓肿手术前必须做骶管阻滞麻醉或局部浸润麻醉，长期酗酒或吸烟者，对麻醉药不甚敏感，可能造成麻醉效果不理想，影响手术的进行或预后。为使手术过程顺利，患者应该尽早戒烟、戒酒。

（3）饮食节制：肛周脓肿术前一般不禁食，但需控制饮食，不要摄食过多，或摄入过粗食物，以免术中大便溢出，造成伤口污染、感染。忌辛辣刺激食物，以免引起肛门直肠部位毛细血管充血过度，术中出血过多。若选择骶麻、鞍麻者，最好手术当天的早晨禁食。

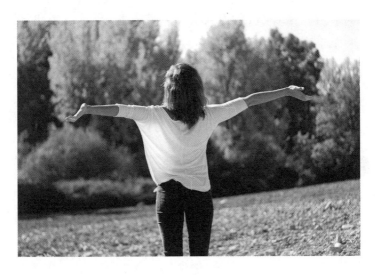

（4）肠道准备：患者配合医生进行术前规范、充分的灌肠，一般需 1 ～ 2 次。这样既有利于术中安全操作，又有助于术后创面愈合，防止感染等并发症。

26. 特殊肛周脓肿患者术前如何准备?

所谓特殊肛周脓肿患者，是指合并心脏病、高血压和糖尿病等的肛周脓肿患者，在术前应经内科系统诊疗，病情稳定后，再会同内科医生会诊，认为可行手术时，经特殊准备才可手术。

合并心脏病：一般来讲，伴有心脏病的患者，如不经充分、周全的内科准备，其手术病死率与并发症是无心脏病患者的 2 ～ 3 倍。故术前应做血钠、血钾测定，纠正水、电解质失衡。期前收缩频繁者，应静脉注射利多卡因控制。

合并高血压：患者术前因精神紧张、麻醉、失血等，血压易波动，可引起脑血管意外，故不应停用降压药，以保持血压稳定。一般高血压无并发症状，即使伴有左右心室肥大和心电图异常，也可考虑手术。

合并糖尿病：若不纠正过高的血糖水平而勉强手术，易致周围血管缺血、酮症酸中毒及低血糖反应等，影响创口愈合，且易感染。故术前应保持血糖和尿糖的合理水平，查无酮体，代谢平衡良好，才可手术。

其他特殊情况：如盲人、聋哑人、肢残人；孕妇、月经期女性；传染病（肝炎、艾滋病、梅毒、尖锐湿疣、结核病等）患者以及未成年人等，在术前都有相关的要求与特殊的沟通方式。在这方面，肛肠科医生多有经验，会请相关专科医生会诊，共同采取相应的具体措施，确保手术安全进行。

27. 硫酸镁（立美舒）为何有清洁肠道作用？有何优势？

硫酸镁（立美舒）的主要成分为硫酸镁，其化学名称为硫酸镁。药理作用为口服后在肠道内形成高渗状态，水分滞留肠腔，食糜容积增大，刺激肠道蠕动以促进排便。适用于：①便秘、肠内异常发酵，亦可与驱虫剂并用；与活性炭合用，可治疗食物或药物中毒。②阻塞性黄疸及慢性胆囊炎。③惊厥、子痫、尿毒症、破伤风、高血压脑病及急性肾性高血压危象等。④发作频繁而其他治疗效果不好的心绞痛患者，对伴有高血压的患者效果较好。⑤外用热敷，消炎去肿。

用法用量：①导泻：每次口服 5 ～ 20g，一般为清晨空腹服，同时饮 100 ～ 400mL 水，也可用水溶解后服用。②清肠：在内镜检查前 4 ～ 6 小时，硫酸镁 40g 稀释后一次性服用，同时饮水约 2000mL。③利胆：每次 2 ～ 5g，一日 3 次，饭前或两餐间服；也可服用 33% 溶液，每次 100mL。④抗惊厥、降血压等：肌内注射 25% 溶液，每次 4 ～ 10mL；或将 25% 溶液 10mL 用 5%～ 10% 葡萄糖注射液稀释成 1% 或 5% 浓度后静脉滴注。⑤治疗心绞痛：可将 10% 溶液 10mL 用 5% ～ 10% 葡萄糖注射液 10mL 稀释后缓慢静脉注射，一日 1 次，连用 10 日。

28. 做肛周脓肿手术疼痛吗？

做肛周脓肿手术并不疼痛，因为手术是在麻醉状态下进行的，如骶管麻醉或局部麻醉。所以患者不要太过紧张，但是手术后随着麻药药效的降低，患者都会出现不同程度的疼痛，一般在手术 6 小时后开始出现疼痛，手术后 12 小时左右疼痛逐渐减轻。

29. 做肛周脓肿手术有哪些麻醉方法？

肛周脓肿手术可以采用局部麻醉、骶管麻醉及双阻滞麻醉，有的也可以采用全身麻醉。

30. 做肛周脓肿手术选择哪种麻醉好?

一般来说,肛门、肛管和直肠下段的手术多采用局部麻醉(局麻)、骶管阻滞麻醉、硬脊膜外腔阻滞麻醉和腰硬联合阻滞麻醉(双阻滞麻醉),以骶管阻滞麻醉和鞍状麻醉为多。手术时除非病情较复杂或个人要求,需使用椎管内麻醉(半身麻醉)甚至全身麻醉,一般肛周脓肿在局部麻下就可进行,可无疼痛或有轻微疼痛。门诊手术多采用局麻,简便易行、安全有效、费用低廉、临床常用。住院手术多采用骶管阻滞麻醉或双阻滞麻醉,具有起效迅速、镇痛效果确切、肌松效果好、局麻药用量小等优点。

局部麻醉持续时间短,适用于皮下脓肿切开引流术;骶管麻醉及双阻滞麻醉适用于位置深、范围大的脓肿手术。

31. 通常所说的"全麻"或"半麻"指的是什么?

"全麻"即全身麻醉,手术中患者将完全失去知觉和痛觉。医生经静脉将麻醉药物注入患者的体内,在患者睡着后将气管插管插入气管,帮助患者呼吸,并吸入麻醉气体。"半麻"下患者是清醒的,如果患者希望睡着,也可给予患者镇静剂。"半麻"包括：局部麻醉、骶管麻醉、硬膜外麻醉、腰麻（蛛网膜下腔麻醉）以及硬脊膜外腔阻滞麻醉和腰硬联合阻滞麻醉（双阻滞麻醉）等。

32. 骶管麻醉是咋回事？

骶管麻醉是经骶管裂孔将局麻药注入骶管腔内，阻滞骶神经，称骶管阻滞，是硬膜外阻滞的一种。简化骶管麻醉是在骶管麻醉的基础上加以改进简化操作而成。骶管阻滞麻醉通过阻滞骶神经而抑制其传导。麻醉区包括会阴部、肛管和直肠，适用于肛门、肛管和直肠下段疾病的手术。因经骶管裂孔注药点正是针灸的腰俞穴，又称腰俞麻醉。麻药注入骶管腔内，骶管腔也是硬膜外腔的下部，所以也是低位硬膜外麻醉。因骶管腔已无蛛网膜下腔，故不会误刺而发生麻醉意外，比较安全。麻药注入骶管腔内使骶神经传导阻滞而产生麻醉，术中可完全无痛，还可使括约肌充分松弛，便于手术操作。本法操作简便，安全有效，无脊椎麻醉后反应，对心血管系统无明显扰乱，被肛肠外科医师所普遍采用，是肛门手术常用的麻醉方法。缺点是操作复杂，注射麻醉药后须等待一定时间才能达到完全麻醉，有时麻醉不完全，还有少数患者注射时或注射后发生惊厥。

33. 长效麻醉为何会有镇痛效果？

　　肛肠手术后疼痛是肛肠外科面临的重要问题，可是从前人们一直认为术后疼痛是不可避免的，是手术治疗伴随的必然现象。但因肛门痛觉非常敏感，术后可能发生剧烈疼痛，并可导致尿潴留，所以，解决肛肠手术后疼痛，尤为重要。局部长效止痛剂是一种注射液，它基本上解决了肛肠手术后的疼痛问题。只要正确掌握操作方法和使用剂量，止痛作用可持续1～3周。其主要成分是亚甲蓝，局部注射后可使神经末梢纤维结合，产生可逆性末梢神经髓质的损害，4小时后神经麻痹，失去痛觉而产生止痛效果。局部感觉迟钝，痛觉减轻或消失，但括约肌功能正常，不会因此而引起短时间肛门失禁。亚甲蓝入血后，经肾脏代谢后排出，尿液呈蓝色，对人体无毒、无副作用。

34. 克泽普为何能长效止痛？效果如何？

　　克泽普（复方盐酸利多卡因注射液）是一种长效局麻止痛剂，为国家准字号药品。目前主要用于局部浸润麻醉及止痛，如术后镇痛、分娩镇痛等，并应用于神经阻滞治疗多种疼痛。克泽普注射液的主要优点为一次给药镇痛时间长，平均镇痛时间 2 ～ 10 天，可大大降低医生和患者的负担，应用简便，可应用于多个临床科室。本品为盐酸利多卡因与薄荷脑等的灭菌稀醇溶液，无色澄明，pH4.0 ～ 6.0。含 0.8% 的盐酸利多卡因与 0.133% 的薄荷脑。适用于①局部浸润麻醉：肛肠科及外科手术切口部位的局部浸润麻醉，如手术麻醉、术后镇痛等；②神经阻滞：治疗各种神经痛如三叉神经痛、肋间神经痛等，神经阻滞用于术后镇痛等；③局部封闭：治疗各种顽固性瘙痒性皮肤病，如神经性皮炎等。

用法用量：①用于普外科、妇产科等手术，作局部浸润麻醉用，根据切口大小，一般用量 10 ～ 20mL；用于肛肠科疾病，作肛门周围浸润麻醉用，一般用量 15 ～ 20mL。②用于普外科及其他外科手术，作术后长效镇痛用，于缝合切口前将药物均匀注入切口缘皮下，一般用量 5 ～ 20mL；用于肛肠科疾病，于手术结束后，在切口边缘皮下浸润注射，一般用量 10 ～ 20mL。

35. 肛周脓肿术后处理及注意事项？

酌情应用清热解毒、托里排脓的中药或抗生素，以及缓泻剂。每次便后药液坐浴，换药。挂线者，一般约 10 天自行脱落，可酌情紧线或剪除，此时创面已修复浅平，再经换药后，可迅速愈合，无肛门失禁等后遗症。各种方式的手术后，需注意有无高热、寒战等，如有则应及时处理。

术后处理及注意事项如下：

（1）一般不需要控制饮食。

（2）应用抗生素 5～7 天，以控制感染。

（3）术后 48～72 小时拆除橡皮筋引流条，15 天左右拔除橡皮管引流，改用凡士林油纱条引流换药。注意切勿过早拔管，以防脓腔过早闭合，引流不畅。

（4）便后用肤芩洗剂熏洗，每天换药 1～2 次。

36. 肛周脓肿引流术后要注意什么？

少数肛周脓肿用抗生素、热水坐浴及局部理疗等疗法可以消散，但多数需要手术治疗，手术方式因脓肿部位不同而异。肛周脓肿切开引流后，绝大多数形成肛瘘。近年来有采用脓肿切开引流加一期挂线术的报道，可避免肛瘘的形成。

具体的治疗根据肛周脓肿的分类而定，关键在于治疗形成脓肿的原因，切排引流脓肿只是对症治疗。

脓肿的诊断如果成立，就需要慎重考虑抗生素的使用。虽然有部分脓肿可以通过合理应用抗生素得到缓解，但在一般情况下不推荐术前使用抗生素治疗。当脓肿有明显的触摸波动感，一般都要考虑脓肿切开手术。

37. 肛周脓肿患者术后该如何护理?

（1）卧床休息，并用抗生素，至全身症状消退为止。

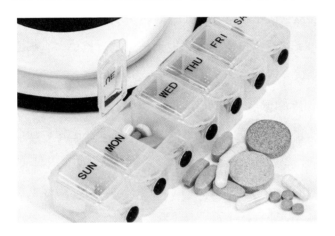

（2）宜进低渣饮食，并服用液体石蜡或其他缓泻药，保持大便通畅。

（3）引流条于术后 2～3 日开始逐步取出；如脓腔深而大，引流脓液又多时，放置时间可适当延长，通常可于术后 1 周左右完全取出。拔除引流条后，用 1∶5000 高锰酸钾热水坐浴，每日 2～3 次（包括大便后的 1 次）。

（4）忌食生冷之物及油腻之品，以防发生腹泻或粪渣堵塞肛窦等现象。

（5）注意创面有无渗血，如敷料已被染湿应及时更换。

（6）按医嘱补充液体或抗生素，或口服各类药物。

（7）饮食以高蛋白、低脂肪为主，多喝汤汤水水，促进营养吸收。

（8）换药时肉芽以新鲜红润者为佳，如遇肉芽组织生长高出表皮，应作修剪。

（9）遇有创口假性愈合或缝合创口有感染者，则应剥离敞开创口，或拆除缝线，敞开创口。

（10）有挂线者，如术后7～9日挂线未脱落，做紧线处理，缝合创口以5～7日拆线为佳，还要注意保持创面的引流通畅，填塞凡士林纱条或药条，应紧贴创面，内口应到位，以创面肉芽从下朝上、从内至外生长为最佳，这样就能避免假性愈合，获得最佳的手术效果。

38. 肛周脓肿根治术后注意事项有哪些？

患者应在肛周脓肿根治术后平卧6小时。医生检查其丁字带固定情况，每间隔半小时查看患者敷料有无出血。告其勿进食火龙果及多籽类水果，因食用此类水果后肠道无法消化，便后小籽溢出存留于切口内影响愈合。术后选用抗生素预防感染，中药洗剂熏洗，痔疮栓和膏肛内注入，术后10～15日给予指诊，防止假性愈合，每日两次换药，直至切口完全愈合。

39. 肛周脓肿术后近期常见的并发症有哪些？如何处理？

（1）疼痛：由于手术损伤、手术中结扎部位过低、切口分泌物刺激、干硬粪便、创面神经末梢暴露，受到刺激产生疼痛。疼痛轻微者可不予处理，但疼痛剧烈者应给予处理。

（2）排尿困难：多因麻醉影响、手术刺激、肛管内填塞纱布过多或肛门局部水肿发炎，而引起膀胱颈部和尿道肌肉痉挛，产生尿潴留。术后少量饮水，采用平时常用的排尿姿势，多数患者放松、听流水声刺激，可自行排尿。

（3）发热：术后2～3天，如体温在37.5℃左右，多为吸收热，一般不需特别处理，可自行退热；如若持续发热或体温在38℃以上，伴白细胞计数增高、肛门疼痛等，多为感染引起，需进行治疗。

（4）出血：肛门直肠血管丰富，肛周脓肿手术常为开放伤口，如血管结扎不牢或直肠黏膜残端保留过少，结扎线滑脱，可出现创面渗血，甚至出现活动性出血；术后当日过早离床活动或排尿、排便、丁字带过松引起大出血；术后大便时少许带血，一般无须处理；动脉出血，出血量可达数百毫升，则宜在良好麻醉下，找到出血点，行结扎或缝扎术。

（5）粪便嵌塞：因术后切口疼痛，患者恐惧排便而抑制排便，粪便在直肠内存留时间过长，水分被直肠吸收形成干硬粪便。另外，长期卧床肠蠕动减弱而致粪嵌塞。应嘱患者术后要适当活动，多食蔬菜、水果、蜂蜜等；术后口服麻软胶囊等缓泻药物，以润肠通便。粪块干硬采用上述方法不能排出者，可用手指掏便。

（6）伤口感染：肛门手术的伤口是一种污染伤口。消毒不彻底、术后换药不当、伤口引流不畅等原因会使手术后伤口继发感染。一旦确诊形成脓肿者，应立即切开引流，防止感染扩散，同时全身应用抗生素。术后创口有假性愈合或引流不畅时，应及时扩创伤口，将凡士林油纱条嵌入创腔基底部，防止假性愈合。

40. 肛周脓肿术后远期常见的并发症有哪些？如何处理？

（1）肛缘水肿：肛管皮肤结扎过多、术后大便干燥、排便困难等原因使肛门血液循环障碍，回流不畅，引起切口水肿。

轻度水肿者，可局部中药坐浴，方用肤芩洗剂，坐浴后外敷创必宁，能清热解毒，消肿止痛；切口肉芽水肿可予10% 氯化钠溶液（高渗盐水）或 10% 硫酸镁溶液进行肛周外敷以脱水消肿，有良好效果。

（2）伤口愈合缓慢：伤口引流不畅、异物刺激、假性愈合是造成愈合缓慢的主要原因。

对引流不畅导致伤口愈合缓慢者，应及时行扩创引流；桥形假愈合应及时予以切开，换药时将凡士林油纱条嵌入创腔基底部。

（3）肛门狭窄：术中肛管皮肤损伤过多，术后肛管部严重感染，形成瘢痕性狭窄。

狭窄程度较轻者，可采取用手指扩肛，同时配合肛肠内腔治疗仪治疗；狭窄程度较重者，可采取手术治疗。

（4）肛门失禁：肛门失禁是指肛门对粪便、气体、黏液失去控制的一种严重并发症。其原因：①肛门及其周围组织损伤过重，瘢痕形成，肛门闭合功能不完全导致失禁。②肛门括约肌损伤过多，损伤浅层及内括约肌可出现不完全失禁，切断肛管直肠环则导致完全失禁。

对不完全失禁的患者，采用提肛运动、按摩疗法、电针疗法等使肛门自主括约能力增强，缓解不完全失禁；对完全性失禁的患者，可行手术治疗，但效果不理想。

41. 肛周脓肿术后疼痛怎么防治?

采用局部黏膜保护剂（俗称长效麻药）和使用镇痛药可减轻痔疮手术后疼痛。中药熏洗可活血消肿止痛，还可采用针刺龈交、二白、白环俞或肛周电刺激治疗。

（1）排便时疼痛：为了防止术后发生粪嵌塞或大便干结，排出困难，术前、术后均可酌情口服麻仁丸或通便胶囊等，以减轻粪便冲击撕裂肛管伤口而引起疼痛。排便前，可用温水或中药坐浴，解除肛门括约肌痉挛，减轻粪便通过肛门时的阻力；排便后坐浴（用温水或中药粉坐浴），可清洁创面以减少异物对创面的刺激。若大便干燥，排出困难，可用温水或甘油灌肠剂灌肠，以软化大便，减轻排便时的疼痛。

（2）瘢痕疼痛：①由于瘢痕压迫神经末梢，偶尔可引起局部轻微的针扎样疼痛，一般不需处理；②频发的、明显的瘢痕疼痛，可外用瘢痕膏，局部注射透明质酸酶或胎盘组织液，以促进瘢痕的软化吸收；③中药熏洗：大黄、芒硝、制乳香、没药、桃仁、红花、当归，水煎外洗，每次15～20分钟，每天1～2次，以软坚散结、活血化瘀、通络止痛；④局部可用红外线照射，超声波治疗或中短波进行透热治疗；⑤瘢痕挛缩、肛门狭窄致排便困难时，应切除瘢痕，松解狭窄，使粪便排出通畅。

42. 酒石酸布托啡诺鼻喷剂（诺扬）为何能止痛？如何使用？

酒石酸布托啡诺鼻喷剂（诺扬）是一种镇痛药，是通过鼻腔给药，经鼻黏膜吸收而发挥局部或全身治疗作用的一种镇痛剂。其具有快速起效、镇痛持久、安全性高、依赖性低、副作用少、无创给药、舒适轻松、携带方便等优点。

本品的主要成分酒石酸布托啡诺，每喷含酒石酸布托啡诺 1mg。本品适用于治疗各种癌性疼痛、手术后疼痛，以及用于肛肠术后换药镇痛等。

用法用量：①每次 1～2 喷，每日 3～4 次。一般情况下，初始剂量为 1mg（一喷的喷量）。如果 60～90 分钟没有较好的镇痛作用，可再喷 1mg。如果需要，初始剂量 3～4 小时后可再次给药。②患者剧痛时，初始剂量可为 2mg（二喷的喷量）。患者可止痛休息和保持睡意，这种情况 3～4 小时不要重复给药。③老年患者或肝、肾功能不全者的初试剂量应控制在 1mg 以内，如有需要，在 90～120 分钟再给药 1mg。这些人的重复给药剂量需根据患者的药物反应情况而定，不必固定给药间隔时间，间隔时间一般应不少于 6 小时。

43. 奥布卡因凝胶为何能止痛？如何使用？

盐酸奥布卡因又名丁氧基普鲁卡因，为白色或浅黄色的透明黏稠凝胶。其主要成分为盐酸奥布卡因，适用于各科检查、处置、小手术的表面麻醉和术后肛肠换药止痛。

用法用量：可用于肛肠术后换药，将消毒棉球浸润本品（根据创面大小，调整用量）涂布于肛外创面，3分钟后开始正常换药操作；直肠、结肠镜检，将本品5～10mL注入肛内和涂布肛门，3分钟后涂抹少许本品于腔镜表面润滑即行检查，尤其是对痔疮和肛裂等疾病患者，止痛润滑效果明显。

44. 肛周脓肿术后发热如何防治？

（1）手术后吸收热：如术后近期内发热，体温在37.5～38℃，白细胞计数正常或略有升高，且时间多在1～3天，常为手术损伤或药物影响所致，临床可称为吸收热，一般不需特殊处理，几天后发热可自行消退。如体温虽不超过38℃，但自觉症状较重，或体温超过38℃或合并外感时，可用解热镇痛药如安痛定、扑热息痛等。如突然高热，可肌内注射安痛定，每次2mL。中药解表剂对术后吸收热尤其合并外感时，效果较好。

（2）外感发热：个别患者术后当日或 1 ～ 2 天，出现高热，体温 38℃ 以上，一般并非感染，可能为外感发热，应查白细胞计数，以便区分。如术后感染所致发热，一般体温较高，可逐渐升至 38℃ 以上，也可突然高热，发生时间多在术后 3 天以后，如不及时处理，其出现时间较长，且热势逐渐加重。

（3）感染发热：可用抗生素等抗菌药物治疗，或服清热解毒和清热利湿剂。感染局部也要作必要清创处理。如持续发热、体温升高明显或体温波动较大、伴随出现伤口疼痛、肛门部坠胀感明显等症状应考虑伤口感染或脓腔处理不彻底，应仔细检查伤口并及时清创引流，积极控制感染灶。并可于处理感染灶后，给予抗生素控制感染，防止病情进一步加重。

45. 肛周脓肿术后感染如何防治？

局部出现红、肿、热、痛等感染征象时应及时处理，可外敷金黄散或黄连软膏，缝合的伤口可做间断拆线。

脓肿已成者，应及时切开引流，防止感染扩散。

有假性愈合或引流不畅者，应及时切开，填入纱条引流，防止假愈合。

因感染继发大出血者，在止血的同时应控制感染，促进创面修复。

应用抗生素：为防止感染扩散，对患者做全身性抗感染治疗。

中药熏洗：如应用肤芩洗剂、复方荆芥熏洗剂等。

筋膜以下的严重感染：应及早扩创，多切口引流减压。对有窦道形成的应做利于引流的"八"字形切口，同时清除肉芽组织。对于少数的特异性感染应大胆扩创，彻底清创。

46. 肛周脓肿术后尿潴留怎么办？

术前排空膀胱，控制输液量和输液速度，选择合适的麻醉方式可预防尿潴留的发生。如发生尿潴留可采用针刺关元、三阴交、至阴穴，还可用耳压、中药内服的方法治疗，必要时导尿。

一般肛门脓肿手术局麻术后应鼓励患者适当饮水，及时排尿，若术后 8 小时仍未排尿，小腹胀满，可给予局部热敷。若因对环境改变或体位变化而排尿困难者，可搀扶患者去厕所排尿，并让患者听流水声，以起到暗示和条件反射等诱导作用，从而达到排尿的目的。

松解敷料法：如果肛门直肠内填塞纱条敷料过多、过紧，可直接给予松动敷料或拉出纱条少许，即可缓解尿道压迫的情况以及肛门括约肌的痉挛情况，但要防止创面渗血。

针灸疗法：用针刺或隔姜灸中极、关元、气海、三阴交等穴，可帮助患者排尿。

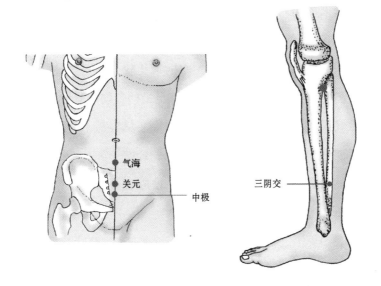

药物治疗：可用新斯的明 1mg 肌内注射，兴奋膀胱逼尿肌，以帮助排尿（适用于因麻醉药物作用而引起的尿潴留）；亦可口服盐酸特拉唑嗪片，拮抗 α_1 肾上腺素受体，改善慢性膀胱阻滞者的尿道功能和症状。中药可选用八正散、五苓散、金匮肾气丸等，或用单味鲜柳叶或干柳叶水煎服，或用大葱、盐，共捣成泥状，炒热贴敷小腹部均可。

导尿：上述治疗无效而叩诊患者膀胱充盈平脐时，或患者自觉症状明显，可行留置导尿。

47. 肛周脓肿术后排便困难怎么办？

因术后切口疼痛，患者恐惧排便而抑制排便，粪便在直肠内存留时间过长，水分被直肠吸收形成干硬粪便。另外，患者因为肛门疼痛不敢吃饭，吃的饭比较少，尤其是纤维素含量高的食物比较少，肠道里没有足量的食物残渣形成粪便，导致几天才有一次大便，这个时候大便就容易干。应嘱患者术后要适当活动，多食蔬菜、水果、蜂蜜等。术后口服芪黄通便软胶囊、麻仁软胶囊、首荟通便胶囊等缓泻药物，以润肠通便。

48. 麻仁软胶囊有何功效？如何服用？

麻仁软胶囊是在麻仁丸原方基础上，经中药材提取和乳化等多道工艺制成的高浓度无糖型软胶囊制剂，主要用于治疗中老年便秘、习惯性便秘、久病术后便秘、痔疮便秘等。本方由火麻仁、苦杏仁、大黄、枳实（炒）、厚朴（姜制）、白芍（炒）等组成。方中火麻仁润肠通便为主药；辅以白芍养阴濡坚，杏仁降气润肠；佐以枳实破结，厚朴除满，大黄通下。纵观全方，润肠药与泻下药同用，具有润而不腻、泻而不酸、下不伤正、润肠通便之功。

用法用量：口服。平时一次 1 ～ 2 粒，一日 1 次；急用时一次 2 粒（每粒 0.6g），一日 3 次。

49. 芪黄通便软胶囊为何能治疗便秘？如何服用？

芪黄通秘软胶囊补虚通便，帮助患者恢复正常排便功能。本品由黄芪、何首乌、当归、肉苁蓉、黑芝麻、核桃肉、熟大黄、决明子、枳实、炒苦杏仁、桃仁组成，具有益气养血、润肠通便之功效。本品适用于功能性便秘辨证属"虚秘"者，也可用于糖尿病、心脑血管疾病、慢性肾病、肿瘤放化疗或长期服用阿片类药物、精神系统疾病伴有便秘的患者（多见老年、体弱或常年卧床患者）。慢性便秘患者长期服用本品，可降低便秘疾病复发。

芪黄通秘软胶囊君药为黄芪、当归，具有健脾益气、补血润肠功效；臣药为肉苁蓉、何首乌、核桃肉、黑芝麻，补肝肾，益精血，润肠通便；佐药为大黄、枳实、决明子，通便导滞，兼制当归等之温，杏仁、桃仁降肺气，润肠通便。整个组方标本兼顾，攻补兼施，益气养血，通便而不产生泻便，避免因泻而伤患者。

用量用量：口服，饭后半小时服用。一次3粒，一日2次。

50. 首荟通便胶囊有何功效？如何服用？

首荟通便胶囊又名顺益舒，是一种润肠通便药。本品通过提高肠道动力，增加结肠黏液的分泌，有效改善便秘症状，提高便秘患者的生活质量。组方来源于多年的临床经验方，由何首乌、芦荟、决明子、枸杞子、阿胶、人参、白术、枳实组成。方中人参补气、阿胶补血、白术补脾、枸杞子补肾，不单纯泻下，气血动力双补，养阴益气，泻浊通便，体现了以补治秘、攻补兼施的治则。本品主要用于功能性便秘，中医辨证属气阴两虚兼毒邪内蕴证者，症见便秘，腹胀，口燥咽干，神疲乏力，五心烦热，舌质红嫩或淡，舌苔白或白腻，脉沉细或滑数。肝功能不全者、既往有何首乌或含何首乌制剂引起肝损伤病史者、孕妇及哺乳期女性禁用。

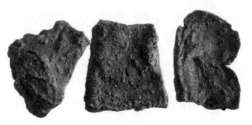

何首乌植株

用法用量：饭后温开水送服。一次 2 粒，一日 3 次，疗程为 14 天。

51. 肛周脓肿术后腹泻怎么办？

腹泻的原因有很多，基本上跟肛肠手术没有关系。平时要注意合理饮食，忌辛辣、生冷、油腻等刺激性的食物，注意肛门清洁卫生。可以在医生的指导下服用温和调理肠胃的中成药四磨汤口服液来帮助胃肠功能恢复，缓解腹泻的情况；可以服用益君康、莎尔福等治疗。建议可去综合医院复查，明确病情。

52. 复方嗜酸乳杆菌片有何功效？如何服用？

复方嗜酸乳杆菌片是一种以生物学途径调整肠道菌群的生物制剂，也是目前国内市场上唯一可常温保存的四联活菌制剂。本品通过补充益生菌，调节肠道蠕动，增强免疫，促进消化发挥作用，具有四菌协同、胃肠同治等优点。经多年临床用药经验，推荐在肠镜检查一周内补充这种多联菌株益生菌，有助于快速恢复肠道菌群平衡。本品为复方制剂，每片含嗜酸乳杆菌 5×10^6 个。辅料为淀粉、蔗糖。本品用于肠道菌群失调引起的肠功能紊乱，如急慢性腹泻、便秘、功能性消化不良、肠易激综合征（IBS）、溃疡性结肠炎（UC）及小儿反复性腹泻、儿童消化不良等。

用法用量：口服。成人一次 1～2 片，一日 3 次。儿童用量请咨询医师或药师。

53. 美沙拉嗪有何功效？如何服用？

美沙拉嗪的体外实验表明其对一些炎症介质（前列腺素，白三烯 B4、C4）的生物合成和释放有抑制作用，其作用机制是通过抑制血小板激活因子的活性和抑制结肠黏膜脂肪酸氧化，来改善结肠黏膜炎症。体外研究显示，美沙拉嗪对肠黏膜前列腺素的含量有一定影响，具有清除活性氧自由基的功能，对脂氧合酶可能起到一定的抑制作用。本品经口服后在肠道释放美沙拉嗪，美沙拉嗪到达肠道后主要局部作用于肠黏膜和黏膜下层组织。美沙拉嗪的生物利用度或血浆浓度与治疗效果无关。本品适用于溃疡性结肠炎的急性发作和维持治疗、克罗恩病急性发作。

用法用量：口服。①常用剂量为 1.5g/d，对于 0.25g 片，一次 2 片，一日 3 次。②如果治疗剂量大于 1.5g/d，尽可能服用 0.5g 片。③每次服用时，应在早、中、晚餐前 1 小时，并整片用足够的水送服。疗程请遵医嘱。

54. 康复新液有何功效？如何服用？

康复新液的主要成分为美洲大蠊干燥虫体的乙醇提取物。其有效成分主要有表皮生长因子、多元醇类、黏多糖、核苷类和多种氨基酸等。其作用：①促进肉芽组织生长：能显著促进肉芽组织生长，促进血管新生，加速坏死组织脱落，迅速修复各类溃疡及创伤创面。②抗炎、消除炎性水肿：可抑制组织胺所致小鼠皮内色素渗出和抑制二甲苯所致小鼠耳郭肿胀。③提高机体免疫功能：能提高巨噬细胞的吞噬能力；提高淋巴细胞及血清溶菌酶的活性，使体内超氧化歧化酶（SOD）值回升，调节机体的生理平衡。④本品对幽门结扎型胃溃疡及无水乙醇型胃溃疡有明显的保护作用，能明显减少胃液分泌量、总酸排出量及胃蛋白酶排出量，对消化性溃疡有疗效，能有效预防慢性结肠炎。其中医功效为通利血脉，养阴生肌。内服：用于瘀血阻滞，胃痛出血，胃、十二指肠溃疡的治疗；以及阴虚肺痨（肺结核）的辅助治疗。外用：用于金疮、外伤、溃疡、瘘管、烧伤、烫伤、褥疮之创面。

用法用量：①内服：一次 10mL，一日 3 次，或遵医嘱；②外用：a. 冲洗：取康复新液 100mL 放入喷壶内，喷壶口对准患处，由内到外，自上而下，进行缓慢喷洒冲洗。感染创面先清创后再用本品冲洗。每次 50mL，一日 2 次。b.湿敷：将康复新液 100mL 倒入容器内，医用纱布在药液中浸透后，敷于患处。定时用无菌镊子夹取纱布浸药后淋药液于敷布上，保持湿润 20 分钟，一日 2 次。c.坐浴：将康复新液 200mL，加入 40 ～ 45℃的温水稀释至 1200mL（1 ∶ 5 温水稀释），趁热先熏洗，后坐浴。每次 15 ～ 20 分钟，一日 1 次。

55. 肛周脓肿术后出现肛门狭窄怎么办？

这是因为手术时肛门、肛管皮肤黏膜切除过多，组织缺损后出现的肛门、肛管狭窄。治疗时，食指不能入肛，造成大便排出困难。这种情况如果经过手指扩肛不能缓解时，需手术治疗，实施瘢痕松解术。

56. 肛周脓肿术后会不会引起肛门失禁？

由于手术会损伤肛门括约肌，手术时一定要正确处理，特别是对病变累及肛管直肠环的肛瘘，应尽量保存括约肌和肛管直肠环的完整性，减少肛门失禁等后遗症。

57. 肛周脓肿术后出现大便失禁怎么办？

肛门手术如果括约肌破坏的过多，则会出现不同程度的肛门失禁，包括气体失禁、液体失禁、稀便失禁和成形便失禁。轻的失禁（气体、液体）可以通过缩肛运动和其他保守疗法进行改善；但是严重失禁（软便、成形便）必须通过肛门整形、括约肌修补术才能解决。但是恢复到正常生理功能还是不太容易的。

58. 为什么肛周脓肿术后要进行坐浴？

便后、换药前应进行坐浴，有助于清洗创面上的污物及分泌物，便于医生换药，用一些中药熏洗坐浴还能促进创面的愈合。《外科正宗》认为："坐浴可流通气血，散瘀化滞，解毒脱腐，消肿止痛。"肛周脓肿术后，在控制感染及止血的同时，配合中药坐浴是治疗肛周脓肿术后红、肿、痛、脓性分泌物的最佳选择。中药坐浴能使药物直接作用于创面，借助热力，促使血液循环加快，达到和增强消炎止痛、清热解毒、排除脓血、去腐生肌、大便通畅等作用，从而有利于创口早期愈合。

59. 如何进行肛肠疾病的坐浴熏洗?

中药熏洗坐浴疗法是中医传统的外治方法,在肛肠科运用很普遍。熏洗坐浴可疏通经络、调和气血、活血化瘀、燥湿杀虫,从而达到消肿、止痒、止痛的目的。

熏洗法即把药物加水煮沸或用散剂冲泡后,先以其蒸汽熏肛门部位,待药物温度降至皮肤可以耐受时,即可以坐浴15 ～ 20分钟。熏洗及坐浴可以起到清洁肛门、促进局部血液循环、促进创面愈合、防止感染的作用。一般坐浴熏洗所用的中草药多具有清热解毒、活血消肿的功效。临床常用的熏洗药有肤芩洗剂、复方荆芥洗剂等,疗效可靠,使用方便。

60. 激光坐浴机与普通熏洗椅熏洗有何不同？

激光坐浴机包括激光照射疗法、传统盆式温热坐浴、中医特色药物三大要素，是集药物坐浴、激光照射、温热清洗、气泡按摩、热风风干五大功能于一体的坐浴熏洗机，为盆底疾病的治疗和肛肠术后康复提供了一种有效的方法，持续为医院和患者创造最大的综合效益。

61. 激光坐浴机作用原理是什么？

激光坐浴机的机理是应用激光的生物刺激作用，结合热水坐浴，气泡按摩共同作用于人体病变组织和经络穴位，进而促进血液循环和代谢，改善机体免疫功能，达到消炎、镇痛、加速愈合的目的。

62. 激光坐浴机熏洗有何优势？

（1）精确恒定的水温有利于充分发挥药物的作用，并让敏感的创口尽量避免因水温变化造成的刺激。

（2）运用 650nm 激光的生物刺激作用，消炎镇痛，促进伤口的修复与愈合。

（3）自动清洗盆底创面，促进血液循环从而减轻疼痛。

（4）创口清洗完成后自动热风风干，避免患者盆底创面周围潮湿，有利于创面出血凝固结痂，同时也方便换药。

因此，激光坐浴机具有安全、有效、方便、舒适等优点。

63. 肛周脓肿术后需要坐浴多久？

肛周脓肿多由肛腺感染经内、外括约肌向下经外括约肌皮下部向外扩散而成，常位于肛门周围皮下部。临床主要症状为肛周持续性疼痛，受压、咳嗽或排便时加重；全身感染症状不明显。肛周脓肿临床以手术治疗为主，术后护理同样重要，直接影响手术效果，需要引起患者注意。

便后坐浴是术后护理的重要措施之一，可用 1 ：5000 高锰酸钾溶液、淡盐水；或用中药煎汤坐浴，每日坐浴 1 ～ 2 次，每次 10 ～ 15 分钟。坐浴的天数根据病情而定，一般在切口愈合后再坐浴 2 ～ 3 周。如果有特殊需要，比如为了预防和软化瘢痕组织，坐浴时间可以适当增加。

64. 肛周脓肿术后如何熏洗换药?

术后可先取金玄痔科熏洗散等洗剂 1 袋,加沸水 1000mL 冲化后,趁热先熏后洗切口,每次 30 分钟;继可用马应龙麝香痔疮膏等膏剂适量外涂润滑肛周,以马应龙麝香痔疮栓等栓剂 1 枚塞入肛内;最后以凡士林或双氧水纱条 1 根置切口引流,外以敷贴敷盖固定。早晚或大便后 1 次,1 ~ 2 次 / 日。

65. 肤芩洗剂有何功效? 如何外用?

肤芩洗剂是在经典古方的基础上精选优质药材研制而成,具有清热燥湿、解毒止痒、消肿止痛等功能,对肛门瘙痒症、肛周红肿热痛、湿疹瘙痒等疾病具有高效的治疗作用。本品有明显的止痒作用,组方中含有苦参、花椒、地肤子等传统止痒中药。这些中药通过抑制单核吞噬细胞系统的吞噬功能及迟发型超敏反应,抑制突触前 N– 型钙通道,影响外周 DRG 到脊髓的突触传递等,从而起到止痒作用。本品还有抗炎作用,组方中的黄芩通过下调炎性细胞因子(如 IL–1、IL–6 及肿瘤坏死因子等)的表达产生抗炎作用。本品还有广谱抗菌作用,药理研究显示本品对大肠杆菌、金黄色葡萄球菌等细菌，白色念珠菌等真菌均具有较强的抑制和杀灭作用。本品同时还具有镇痛作用。

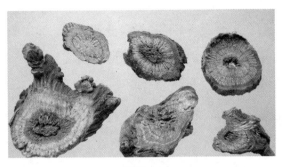
黄芩

用法用量：外用，每 10mL 加水稀释至 300mL，每日 1 ～ 2 次，洗患处，坐浴效果更佳。7 天为一疗程。

66. 复方荆芥熏洗剂有何功效？如何外用？

复方荆芥熏洗剂由荆芥 120g，防风 120g，透骨草 300g，生川乌 90g，车前草 300g，生草乌 90g，苦参 120g 组成。具有祛风燥湿，消肿止痛功能。适用于外痔、混合痔、内痔脱垂嵌顿、肛裂、肛周脓肿、肛瘘急性发作。

用法用量：外用。一次 10g，用 1000 ～ 1500mL 沸水冲开，趁热先熏，后洗患处，每次 20 ～ 30 分钟，一日 2 次。

67. 肛周脓肿术后需不需要输液、换药？

肛周脓肿术后需要给予适当应用抗生素 3～5 天，并在大便后给予坐浴，切口换药。

68. 脓肿切开后为什么还要换药？

脓肿切开后进行换药，一方面可进行脓腔冲洗，以促进创面的愈合；另一方面医生是为了观察创面的生长情况，并在创口内填塞凡士林纱条或其他抗菌纱条以避免引流创口被堵塞，保证创面肉芽从内到外的生长等。

69. 美辛唑酮红古豆醇酯栓有何功效？如何外用？

美辛唑酮红古豆醇酯栓又名红古豆。本品为复方制剂，每粒含吲哚美辛 75mg，呋喃唑酮 0.1g，红古豆醇酯 5mg，颠茄流浸膏 30mg，冰片 1mg。本品具有消炎、止痛、消肿痔功效，适用于内痔、外痔、肛门肿胀、瘘管、肛裂等肛肠疾病及痔瘘手术后止痛。青光眼患者和对本品及组分过敏者禁用。

用法用量：外用。一日 1～2 次，每次 1 粒，临睡前或大便后塞入肛门。使用时戴塑料指套，而后洗手。

70. 普济痔疮栓有何功效？如何外用？

普济痔疮栓是一种复方制剂。由猪胆粉、冰片、熊胆粉组成。猪胆粉能清热解毒和收疮，冰片则有很好的清热止痛功效，而熊胆粉具有敛疮止血、止痛及清热解毒之功。按照中医治疗理论"热者寒之"，普济痔疮栓成分均属寒凉之品，对实热证的治疗更合适。中药塞药疗法也是中医特色疗法之一，将普济痔疮栓直肠给药，借助体温，缓慢融化于直肠内部，直接作用于创面，再经肠道黏膜吸收，更好地发挥止血、清热解毒、生肌收敛和消肿止痛的作用，用于热证便血，对各期内痔便血及混合痔肿胀等有较好的疗效。

用法用量：直肠给药。一次 1 粒，一日 2 次；或遵医嘱。

71. 肛泰栓有何功效？如何外用？

肛泰栓由地榆（炭）、盐酸小檗碱、人工麝香、冰片等组成。本品具有凉血止血、清热解毒、燥湿敛疮、消肿止痛等作用。经试验证实，本品无明显的毒副作用，用于内痔、外痔、混合痔出现的便血、肿胀、疼痛。

用法用量：直肠给药。一次1粒，一日1～2次，早、晚或便后使用。使用时先将配备的指套戴在食指上，撕开栓剂包装，取出栓剂，轻轻塞入肛门内约2厘米处。

72. 湿润烧伤膏有何功效？如何外用？

美宝湿润烧伤膏（MEBO）是由我国烧伤学科带头人徐荣祥教授研究发明并监制，并已被泰国、叙利亚、韩国、阿联酋等国的药政部门批准注册。新加坡中央医院已成功引进了烧伤湿性医疗技术及美宝湿润烧伤膏。本品由黄连、黄柏、黄芩、地龙、罂粟壳组成，具有清热、解毒、止痛、生肌功能，用于各种烧伤创面，达到原位再生愈合之效果。同时对于各类皮肤黏膜破损的疮疡类疾病，包括压疮、糖尿病足和肛肠疾病，特别是肛肠手术后的创面，本品均具有很好的止痛、抗感染、减轻损伤和预防瘢痕的作用。

用法用量：直接外用时，可于创面彻底止血后，或者坐浴清洁后，将湿润烧伤膏以约2～3mm厚度涂抹需要处，可覆盖也可不覆盖无菌纱布，每日换药2～3次，换药前需轻轻拭去创面液化物，再上新的药膏，直至创面愈合。油纱外敷主要用于部分创面在肛门内部的病例，需要以烧伤膏纱条轻轻塞入肛门以保护伤口，术后24小时以同样方法换药，以后每天换药 2 ～ 3 次。

73. 肤痔清软膏有何功效？如何外用？

肤痔清软膏是源于贵州黔东南苗乡地区的苗医验方，经现代循证医学验证，被收入《中成药临床应用指南：肛肠疾病分册》《中成药临床应用指南：皮肤病分册》及《临床路径释义：皮肤与性病学分册》，已广泛应用于肛肠、皮肤、妇科等多种疾病的治疗。据文献报道，肤痔清软膏用于肛门湿疹、肛周瘙痒疗效确切，对于痔疮、肛管炎、湿疹（浸淫疮）、皮癣、皮肤瘙痒、妇科炎症疗效满意。

肤兰清软膏由金果榄、土大黄、苦参、黄柏、野菊花、紫花地丁、朱砂根、雪胆、重楼、黄药子、姜黄、地榆、苦丁茶等 15 味中药组成，具有清热解毒、化瘀消肿、除湿止痒的功效。本品可用于治疗湿热蕴结所致手足癣、体癣、股癣、浸淫疮、内痔、外痔、肿痛出血、带下病等疾病。

用法用量：外用。先用温开水洗净患处，取本品适量，直接涂擦于患处并施以轻柔按摩；或取本品 3 ～ 5g，注入患处（直肠给药、阴道给药）。轻症每日一次，重症早晚各一次。结、直肠、肛门术后换药，取本品 2 ～ 3g，涂于凡士林纱条进行伤口填敷。

74. 复方多黏菌素 B 软膏有何功效？如何外用？

复方多黏菌素 B 软膏（孚诺）是用于预防和治疗皮肤及伤口细菌感染的一种安全而高效的治疗药物。其具有广谱强效杀菌耐药少、止痛止痒促愈合、安全性高等特点，能够有效而彻底地杀灭皮肤及创面感染常见致病菌，不易产生耐药；同时，可缓解皮肤伤口的疼痛及不适。推荐在肛肠疾病的保守治疗、术中及术后换药时应用本药，以防治感染、减轻伤口疼痛、促进愈合。本品为复方制剂，其组分为每克含硫酸多黏菌素 B 5000 单位、硫酸新霉素 3500 单位、杆菌肽 500单位以及盐酸利多卡因 40mg。功效：预防皮肤割伤、擦伤、烧烫伤、手术伤口等皮肤创面的细菌感染和临时解除疼痛和不适。

用法用量：外用，局部涂于患处。一日 2 ～ 4 次，5 天为一疗程。

75. 京万红痔疮膏有何功效？如何外用？

京万红痔疮膏由地黄、木瓜、川芎、白芷、棕榈、血余炭、地榆、赤芍、土鳖虫、大黄、黄芩、当归、五倍子、桃仁、苦参、黄柏、胡黄连、白蔹、木鳖子、黄连、罂粟壳、苍术、栀子、乌梅、半边莲、红花、槐米、金银花、紫草、血竭、乳香、没药、槐角、雷丸、刺猬皮、冰片等多种中药组成，具有清热解毒、化瘀止痛、收敛止血等功效。本药能快速止血，排脓消肿；消除痔核，有效缓解疼痛；活血散瘀，去腐生肌，促进伤口愈合；调理湿热环境，消除诱发因素。本品对于内痔、外痔、肛裂、脱肛等疾病引起的便血、脱垂、疼痛、水肿等症状均有显著疗效，可用于初期内痔、肛裂、肛周炎、混合痔等疾病的治疗。

用法用量：外敷。便后洗净，将膏挤入肛门内。一日1次。

76. 肛周脓肿如何自己热敷及用其他理疗方法治疗？

我们认为在肛门直肠周围脓肿的初起阶段，即患者自觉肛门局部疼痛，有硬结形成尚未化脓软化，肿势未弥漫时，可考虑理疗治疗。理疗是指物理治疗，通过仪器的照射或辐射，使局部的炎症得到缓解或控制，从而消除疼痛，消散硬结、肿块。患者可在家或医院进行理疗，在家可用热水袋热敷，也可温水坐浴，通过适当的温度，使肛门部的血液循环通畅，增强局部的抗病能力，缓解局部的张力，减轻疼痛。

热敷时应注意热水袋不能装得太满，水袋内必须保留1/3～1/4的空隙，并且要把空隙部分的空气排出，拧严口塞，然后卧在床上进行，仰卧、俯卧、侧卧均可，把热水袋置于肛门部位，有的人把热水袋坐在屁股底下热敷，这是不正确的。局部使用热水袋不要敷得时间过长，每次热敷不要超过2～3小时。如需长时间热敷，可采用敷敷停停的办法进行。

77. 非瘘管性肛周脓肿有哪些治疗方法？

非瘘管性肛周脓肿主要包括肛旁皮内脓肿、肛旁皮下脓肿、直肠黏膜下脓肿、骨盆直肠间隙脓肿和直肠后间隙脓肿5类。治疗要点是选择合理的切口，进行肛内外的充分引流，根据感染特点适当应用抗生素。

78. 瘘管性肛周脓肿有哪些治疗方法？

瘘管性肛周脓肿主要包括肛旁皮下脓肿、直肠壁内脓肿、坐骨直肠窝脓肿和肛管后深间隙脓肿4类。治疗要点是寻找明显的内口并彻底清除，脓腔充分引流。

79. 肛旁皮内脓肿如何治疗？

　　肛旁皮内脓肿是非肛腺性的，与其他部位皮肤的脓肿基本相同，主要是由皮肤的毛囊或皮脂腺感染所致。未化脓前用碘酊外涂即可治愈；较大者给予热敷或热水坐浴，促使化脓；成脓者摘去脓头，或用牙签蘸少许苯酚烧灼即可。治疗方法较多，治疗相对简单。

80. 肛旁皮下脓肿如何治疗？

　　非瘘管性肛旁皮下脓肿多是由皮内脓肿发展而来，只是较肛旁皮内脓肿范围大，疼痛明显。最好的治疗方法是切开引流，一般治疗同肛旁皮内脓肿。形成肛瘘的肛旁皮下脓肿称为瘘管性肛旁皮下脓肿，是由肛腺感染所致。

81. 坐骨直肠间隙脓肿如何治疗？

　　坐骨直肠间隙脓肿也叫做坐骨直肠窝脓肿，临床上比较多见。本病多由肛腺感染经外括约肌向外扩散到坐骨直肠间隙而成，具有起病急、多有剧烈疼痛、伴有全身高热等特点。

脓肿破溃或者切开引流后会形成肛瘘。本病需要应用敏感抗生素控制感染，服用缓泻剂缓解大便疼痛症状，温水坐浴，局部理疗，尽早手术，切开引流。

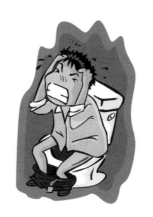

82. 直肠黏膜下脓肿如何治疗？

直肠黏膜下脓肿多是由于痔核注射药物或插药不当所致，一般不会引起肛瘘。临床也有由于注射药物过深，肠壁破溃，造成盆腔脓肿的病例，此治疗相对复杂，应该有足够的警惕。直肠黏膜下脓肿的治疗以保守疗法为主，应用大剂量有效抗生素效果良好。目前主要采用头孢曲松钠、甲硝唑联合静脉滴注，或喹诺酮类药物静脉滴注等，也可直接切开或挂线。若延误治疗，临床常形成内口瘘，但很少有涉及其他肛周间隙的情况发生，治疗相对简单。

83. 骨盆直肠间隙脓肿如何治疗？

骨盆直肠间隙脓肿主要的原因是腹腔内的感染及盆腔脏器的感染。骨盆直肠间隙脓肿一经确诊，须及时引流。本病难以治愈的原因是引流不畅，一个位置较高的脓肿，很难用一个经过肛门括约肌引流口能够解决问题。目前倡导的多门引流就能够解决这个问题，如对口引流术。

84. 直肠后间隙脓肿如何治疗？

直肠后间隙与骨盆直肠间隙基本处在同一水平面上，只是被直肠侧韧带隔开，故直肠后间隙脓肿与骨盆直肠间隙脓肿相似，一般不是由肛腺感染所致，除手术感染的原因外，也应考虑到骶尾骨结核、骶前囊肿的可能。该类脓肿临床较少见。治疗有两条途径，即肛内引流或体外引流，以后者效果较好。由该类脓肿治疗不当形成的肛瘘有其特殊性，临床治疗困难，且经常复发。

85. 糖尿病性肛周脓肿如何治疗？

肛周脓肿是糖尿病的并发症之一，脓肿常呈多发性，脓液稀薄。单纯切开引流难以治愈，应积极治疗糖尿病，一般使血糖控制在 8mmol/L 左右，可以不影响创口愈合。但该类患者一次治愈后，常有复发，临床应注意。

86. 结核性肛周脓肿如何治疗?

结核性肛周脓肿可分为继发和原发两种。多数继发于开放性肺结核或邻近器官的结核，经血行、淋巴播散或脓液流注感染。原发性肛门、直肠结核极少见，一般是由于肛门皮肤或直肠黏膜有损伤后，全身和局部免疫功能下降，加上误食或误饮含有大量结核菌的食物或饮料，导致结核杆菌在肛门、直肠部位生长和繁殖，形成结核性肛周脓肿。该脓肿的临床特点是容易自行破溃，创口平塌、凹陷，分泌物稀薄，创口周围也可有结节样增生，常反复发作。一般经过 X 线胸片、病理检查、脓液涂片、痰培养、PPD 结核菌 DNA 检测等检查手段，可以确诊。治疗原则主要是合理的抗结核治疗。若需手术应在抗结核治疗使病情稳定或强化治疗 2 ~ 4 周后进行。

87. 克罗恩病合并脓肿如何治疗?

克罗恩病合并肛瘘、脓肿的治疗目标是控制感染，而不是治愈脓肿或肛瘘。克罗恩病合并脓肿或肛瘘处理原则是一般以内科治疗为主，外科治疗为辅。克罗恩病肛周脓肿和肛瘘不可擅自手术，因为其伤口难愈合，建议行简单的引流手术或挂浮线引流而非"根治性手术"。

因为克罗恩病合并肛瘘或脓肿在克罗恩原发病没有控制的时候，切口愈合迟缓或不易愈合，即使部分患者切口最终愈合，在其他部位还可以再生肛瘘或脓肿。严重并发感染的患者可以合并发生肛门功能损伤。对于一些复发性脓肿、肛瘘，以及特殊创面类型的肛瘘需要更详尽追问病史，查找可能存在的炎性肠病可能。

治疗和一般性治疗包括纠正营养不良状态，生活规律，饮食节制等。益生菌治疗对于克罗恩病康复有利处。对克罗恩病合并肛瘘者，首选莎尔福或英夫利昔单抗，可能在半年左右就使瘘管保持近期愈合。免疫抑制剂虽是克罗恩病常用药物，但并不利于切口愈合和感染的控制。糖皮质激素也可能有导致感染扩散的风险。

88. 孕妇患了肛周脓肿可以用中药治疗吗？

女性怀孕期间患了肛周脓肿要积极治疗，不要以为有孕在身怕用药伤了胎儿，如果不尽快治疗，任其发展将对胎儿不利。孕妇患了肛周脓肿后，原则上可以用中药进行治疗，注意不要使用三棱、莪术、大黄等妊娠禁忌药。在感染初期，尚未成脓时以消散法为主兼清热解毒法治之，可用陈皮 15g，浙贝母 6g，金银花、连翘、生甘草各 5g，每日早晚各一剂，水煎顿服；脓成后要及时切开排脓引流，并可煎服单味生黄芪，每日 30g，煎 10 分钟即可，早晚分服，有益气排脓，提高机体抵抗力和免疫力的功效。

上述的各味中药没有什么毒副作用，对孕妇和胎儿也不会造成有害影响，孕妇可以放心用之。

89. 小儿患了肛周脓肿怎么办？

小儿甚至新生儿及婴幼儿都可以患肛周脓肿。小儿肛管很短，大便时肛管直肠黏膜很容易外翻，因小儿皮肤、黏膜娇嫩，易受损伤，细菌从受损处黏膜可轻易地侵入而引起感染。小儿患肛周脓肿后临床主要表现为哭闹、拒食、呕吐、发热、肛周红肿热痛等症状。治疗以控制感染为主，在脓肿早期，可静脉点滴抗生素，局部用清热解毒中药温敷。由于小儿皮肤娇嫩，清热解毒中药宜选气味俱薄者，如金银花、连翘、蒲公英、菊花等各 15g，煎汤外敷。到了脓肿晚期，肛门红肿处有波动感，说明脓已形成，要及时切开引流。日后形成肛瘘者，再按肛瘘治疗。

目前也有人主张在脓肿切开引流时寻找内口，将内外口之间的软组织一并切开，每日换药，不使日后生成肛瘘，如是则更好。小儿肛周脓肿切开引流后，抗生素要继续使用数天并始终要保持大便通畅。

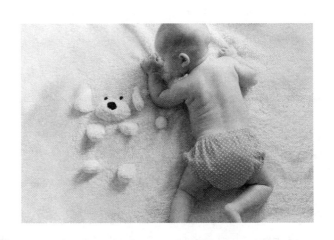

90. 儿童肛周脓肿的治疗如何选择？

目前对于儿童肛周脓肿的治疗分为非手术和手术两种治疗方式。

非手术治疗多为抗生素治疗，多适用于儿童早期肛周脓肿。儿童肛周脓肿早期行根治术治愈率达 94.7%，因而提倡早期手术。

婴幼儿肛周脓肿，肛周感染早期可应用广谱抗生素静脉点滴并配合中药熏洗。检查脓肿一旦形成，应立即行肛周脓肿手术治疗。手术方式可选择单纯切开引流术、肛周脓肿根治术、肛周脓肿挂线术。

儿童肛周脓肿根治术复发率明显小于单纯切开引流术，而肛周脓肿挂线术一般不造成肛门失禁，手术操作简单，损伤小，患儿及家长较易接受。在橡皮筋未脱落时，伤口一般不会发生假性愈合，橡皮筋可以逐渐扩大内口，起到良好的引流作用，减少换药次数，减轻患儿痛苦。

91. 肛周脓肿能保守治疗吗?

肛周逐肿可采取保守治疗。保守治疗主要是通过药物治疗控制感染，减轻症状，控制病情的发展，但是不能彻底治愈。

92. 肛周脓肿能自愈吗?

肛周脓肿一般不能自愈，都要通过药物治疗，或者通过切开引流，或者做根治，才能够彻底被治愈。一般来讲它自愈的可能性很小，但临床上也有一些患者说过，上次犯了肛周脓肿之后，也没特意去治疗它，然后过一段时间好了以后，很长时间没有再犯。这种情况，不能认为肛周脓肿自愈了，只能认为症状有所缓解。

93. 肛周脓肿做完手术后会不会再犯?

　　肛周脓肿是否会复发跟上一次做的手术有关系。如果手术做的好,处理好原发病灶,脓肿一般不会再犯,但是因为肛门每天都需要用,这样其他的肛窦有可能会再次感染形成肛周脓肿。所以,并不是肛周脓肿做完手术后,保证这辈子都不会再得,这个不敢保证。其次,在抵抗力下降时可能会形成肛周脓肿。熬夜、喝酒、暴饮暴食、持续集中性的吃辣椒等因素都跟得肛周脓肿有关系。

94. 得了肛周脓肿要注意什么?

　　患有肛周脓肿疾病的绝大多数患者,就诊时都会跟医生讲最近喝了酒或者最近吃了麻辣火锅或者是麻辣香锅。很多患者在饮食方面的诱因比较多,所以提醒广大患者,尤其是一些年轻人,饮食方面要适中,不要过度吃辛辣的食品,要适当多配合一些蔬菜水果,过度饮食诱发肛周脓肿概率会更大。还有一些患者可能生活当中,由于过度紧张、过多焦虑,也会出现肛周脓肿的发生。所以在诸多因素上建议患者要清淡饮食、注意休息、调整情绪，心态平和一点可能会更好。

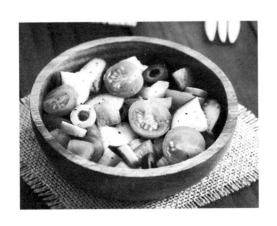

95. 为什么肛瘘必须手术治疗才能治愈？

肛瘘从瘘管的复杂程度分为单纯性肛瘘与复杂性肛瘘，从病变部位来分又可分为高位肛瘘与低位肛瘘。肛瘘是一种必须接受专业治疗的疾病。

（1）肛瘘不仅有外口，还有一个位于肛门直肠内壁的内口。脓性物质虽然通过外口排出体外，但原发病灶感染源仍然存在，肠内容物还是可以由内口进入瘘管内。

（2）肠腔中各种排泄物进入瘘管后，反复感染形成长期慢性炎症，使瘘管壁结缔组织增生变厚，形成纤维化管壁，难以闭合。而且，局部炎症刺激可引起肛门括约肌痉挛，阻碍了瘘管腔中脓液的引流，不利于管道自愈。

（3）人们认为肛瘘可以自己好的原因大多因为肛瘘初期疼痛不明显。所以很多肛瘘患者往往不予重视，不及时治疗，从而导致肛周反复感染，感染范围沿括约肌间隙蔓延，形成复杂性肛瘘。

（4）如果再进一步感染其他组织，就会引发其他疾病，甚至引发癌变。

所以，患者切莫抱着肛瘘可以自己好的错误心理，而应该及时前往医院进行手术治疗。

96. 如何治疗肛周毛囊炎？

肛周毛囊炎初期可口服清热解毒中药或抗生素，外用油调膏、黄连膏或抗生素。如反复发炎可同时肌注胎盘球蛋白，每 10 日一次；也可用紫外线或超短波照射，每周 3 次，每次 20 分钟。

97. 如何治疗肛周化脓性大汗腺炎？

本病保守治疗无效，因病灶周围纤维化，任何内服外敷或注射药均不易透入。最有效的治疗是外科手术，方法简便，疗效好。主要是全部切开所有瘘管，切除瘘管两侧纤维化组织至正常组织边缘，以免纤维化反应，而使大汗腺管阻塞。为防止复发，应刮除肉芽组织，只留瘘管底部，以便周围的上皮组织生长。任何微小的残留肉芽，都用细探针探查，有时可发现极微的瘘道。

98. 如何治疗肛门周围蜂窝织炎？

可通过全身输液、输血，口服或静脉点滴广谱抗生素和磺胺药等方式治疗本病。如做细菌培养药敏试验，注射敏感的抗生素疗效更好，有时注射抗毒素。患部应休息少动，局部热敷或外敷中药水调膏。经上述处理不能控制炎症扩散时，特别是捻发音性蜂窝织炎，应及早作广泛的多处切开引流，切除坏死组织，伤口用 3% 双氧水冲洗和湿敷，采用胶条环套状引流。但急性白血病、血液病并发的肛周脓肿，不可广泛切开，以免造成大片坏死，引起不易控制的败血症和出血，可用粗针穿刺抽脓，待病情缓解后再切开引流。

99. 肛周坏死性筋膜炎的治疗原则有哪些？

坏死性筋膜炎一经确诊，必须及早进行广泛切开，彻底清创引流，选用敏感抗生素，这是治疗的基本原则。早期诊断，尽早手术并加强围手术期综合支持治疗是提高治愈率的关键。该病极易出现休克及多脏器受损，应严密监测生命体征的变化，应积极抗休克，并及时纠正酸中毒、低蛋白血症及贫血等并发症。

100. 如何治疗肛周坏死性筋膜炎？

近年来，本病发病率有剧烈增长的势头。疾病早期表现不明显，容易延误诊治，而且死亡率高，故临床应予以高度警惕。

（1）外科治疗：坏死性筋膜炎早期以急性水肿为主要表现，皮肤、皮下及筋膜组织高度炎性肿胀，组织液压力异常升高，局部应尽早切开清创，切除全部无活力组织，减张引流，清创必须彻底。坏死性筋膜炎发展异常迅速，其预后取决于是否能及时广泛切开引流。曾有报道，在起病 6 天后做广泛切开引流者，病死率高达 50% 以上，而起病 2 天内做广泛切开引流者，则无死亡病例发生。

（2）抗生素治疗：亚胺培南西司他丁钠（泰能）联合甲硝唑是临床上广泛应用治疗多种病原体所致，以及需氧菌或厌氧菌引起的混合感染的首选药物。

（3）全身支持疗法：全胃肠外营养，少量多次输入新鲜血液，给予高蛋白、高热量、高营养饮食，及时补充电解质，以纠正负氮平衡及提高其抗病能力。

（4）局部创面处理：早期伤口暴露采用持续冲洗加湿敷的处理方式。以 0.2% 碘伏 60mL 联合生理盐水 3000mL 放入 3L 袋内，24 小时低流量持续冲洗，伤口敷盖 1～2 层浸有康复新液的纱布，保持纱布湿润。皮下组织与筋膜间、各引流口间以纱布条隔开。病情控制后或恢复期改换康复新液冲洗及换药，直至创面痊愈。

（5）高压氧治疗：对产气荚膜梭状芽孢杆菌感染有效，对非梭状芽孢杆菌感染无效，甚至有害。高压氧可提高机体组织氧含量，加快组织的愈合，同时能有效控制感染，是一种有临床意义的辅助治疗。

总之，急性坏死性筋膜炎发病凶险，各科医生应该加强对该病的认识，使患者得到正确诊断、及时治疗，提高患者的存活率。

101. 肛周坏死性筋膜炎手术治疗应注意哪些？

手术应早期切开，越早越好。

（1）手术时应在病变部位多处纵深切开并达深筋膜，将潜行的皮肤完全敞开，以达到充分的引流。

（2）术中务必彻底清除坏死组织，直至有出血的健康组织出现为止，但应尽可能保留正常的神经血管。

（3）清创后创面宜用双氧水冲洗，使组织氧化还原电位差升高，形成不利于厌氧菌生长的微环境，以控制感染的蔓延和扩散。

（4）放置乳胶管，乳胶管放置应抵达脓腔深部及各引流切口，切勿留有死腔，以利冲洗引流。

102.肛周坏死性筋膜炎如何选择抗生素治疗？

抗生素应用以有进口抗生素就不用合资抗生素，有合资的抗生素就不用国产的抗生素为原则。坏死性筋膜炎病原菌毒力强，具有很强的侵袭力，部分患者可迅速出现脓毒血症、中毒性休克，除广泛切开引流外，还应选用对需氧菌和厌氧菌有效的广谱抗生素，并静脉联合，足量用药。在细菌培养和药敏试验结果报告以前，宜联合应用抗菌药物，以后再根据细菌培养和药敏试验结果及时调整。细菌培养应反复多次、多处取标本，提高阳性率。根据血、创面分泌物培养药敏结果及时调整抗生素。一旦感染控制，体温、白细胞计数恢复正常，应注意停用抗生素，以防止二重感染的发生。

103. 孕妇得了肛周脓肿怎么办？

妊娠得了肛周脓肿后，一般以保守治疗为主，应适当运动，多吃蔬菜、水果、蜂蜜等食物，便后用温水坐浴，促进肛周血液循环。一般不主张采用手术治疗，以免出现流产或早产。

（1）要适当卧床休息以减轻腹压，保证下腔静脉回流通畅。

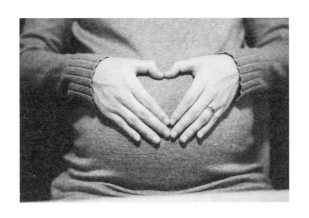

（2）中药予清热消肿止痛安胎汤剂内服。

（3）肿痛严重时可用中药祛毒汤等药物熏洗、坐浴，外用痔疮膏等药物，也可用温盐水代替。

104. 孕妇得了肛周脓肿什么情况下可以手术治疗？

如各种保守治疗不能改善症状，可在妊娠中期进行手术治疗，但必须征得患者和家属的同意，必须与患者交代清楚有可能产生的不良后果。

这是因为不适合的治疗可能因为疼痛或精神紧张等刺激，造成孕妇流产或早产。一些抗生素的使用也会给胎儿带来不良影响。一般来讲，怀孕 1～3 个月时是易发生流产的时期，此时应避免采用各种对子宫产生刺激的保守或手术方法治疗；怀孕 7～9 个月的晚期妊娠女性患肛周脓肿后，一般也不主张采用手术方法治疗，以防早产；只有在怀孕 4～6 个月期间，发生流产的可能性较小，这时对于肛周脓肿症状严重的患者，可考虑使用仪器治疗或采用切开排脓手术等方法治疗，但应严格掌握适应证，并在肛肠和产科医生的共同监护下进行。

总之，孕妇患肛周脓肿时应及时到正规医院找专科医生咨询，选择正确的治疗方案，确保母子平安。

105. 哪些肛肠疾病可在门诊治疗？

一般来说，一些简便易行、患者无手术禁忌证、术后安全、痛苦轻、不需特别护理治疗的肛肠疾病均可在门诊进行治疗，如血栓性外痔剥离术、外痔切除术、内痔注射治疗、肛裂扩肛治疗、肛周小脓肿的简单切开排脓、肛门湿疹的封闭治疗等。

106. 哪些肛肠疾病需要住院治疗？

一般情况下，病情复杂、治疗难度大、需特殊的术前准备和术后护理、容易出现某些严重并发症、痛苦较重、活动不方便或有相对手术禁忌证时，均需住院治疗，如痔和混合痔手术、肛瘘和肛周脓肿根治术、肛裂根治术、肛乳头和直肠息肉摘除术、直肠癌手术、肛门狭窄松解术等。

107. 肛肠病门诊手术后应注意什么？

许多基层医疗机构或个体诊所，没有住院条件或患者不愿意住院，常在门诊手术，门诊手术要担一定的风险。

（1）手术后留观察半小时，观察有无不良反应，如有反应，则对症处理。

（2）离院前检查局部有无渗血，胶布和丁字带有无松脱。术后回家要坐车，不要骑自行车回家。

（3）交待术后医嘱和术后用药方法，并发给术后医嘱单，留下患者家庭住址及电话号码，向家属交待做好家庭病床护理，并记下门诊电话号码或医生电话号码，随时用电话报告术后经过和变化。

（4）肛门部位敷料至少要在6小时后才能去掉，一般在第二天早晨去掉。

（5）手术当日因肛内填塞纱布，麻醉失效后仍有便意应忍耐，不宜排便，以减少伤口出血，手术后第一天如有便意可照常排便。

（6）照常饮食，不能因怕痛而不吃饭。多喝菜汤和开水，多吃地瓜、蔬菜和水果防止大便干燥。不要自服泻剂。至少3日内不饮酒，不吃辛辣刺激性食物。

（7）每次排便都有微痛和少量带血，皆属术后正常反应，不必担心。术后排尿呈绿色，是用美蓝长效止痛剂的结果，不必担心。如排尿困难可到附近社区或诊所就诊，肌内注射新斯的明0.1mg常可排尿，一般无须导尿。

（8）便后先用硝矾洗剂后用痔疾洗液，先熏后洗，消炎又止痛。熏洗后用痔疮栓缓慢塞入肛内。

（9）如疼痛明显，口服止痛剂，常服氨酚待因片 2 ～ 4 片即可止痛。为预防感染，可选用不同的抗生素，可按各药说明服用一周。

（10）定期到医院换药、复查。

108. 什么情况下肛肠疾病不必手术治疗？

总地说来，运用保守治疗就能够有效控制症状的、发展缓慢的良性肛肠疾病均不必手术治疗，有手术禁忌证的病症则不适合手术治疗。

治疗目的在于解除或减少患者的痛苦，改善生命质量。据此有的学者指出，肛肠疾病的一般治疗原则是症状治疗，而不是治疗具体的病变本身，只要治疗后症状（即痛苦）消失或得到有效控制，而且治疗方法简便易行、安全、对患者工作和生活影响小、成本低廉，就是最好的治疗方法。

具体来说，肛肠疾病中的炎性外痔、静脉曲张性外痔、结缔组织外痔、较小的血栓性外痔、内痔初期、二期内痔早期、一期和二期肛裂、肛窦炎、较小的肛乳头肥大、直肠炎、肛门湿疹、较轻的肛管直肠狭窄、肛管直肠黏膜脱垂等类型，均可采用非手术疗法来消除或减轻病痛。

109．人们得了肛肠病为什么不愿意开刀呢？

肛肠病的发病率比较高，不仅影响到了患者的日常生活，而且严重危害到了患者的健康。许多人认为肛肠病是小病小伤，挺一挺就过去了。更多的时候，是草率地买点药吃下去顶一顶。只在迫不得已，病情严重时才去医院看病。80%的重症患者承认，因为长期不去医院，小病酿成大祸，贻误最佳治疗时机。原因主要有如下几点。

（1）部位隐私：由于肛门这个器官在解剖和功能上的特殊性，比较隐私。患者可能会出现不好意思、有病不愿意看、有痛苦不愿意说的心理，不像脸上有病就及早看医生。有些女性患者存有害羞心态，惧怕男医生检查治疗。很多患者对痔疮认识不足，认为痔疮治与不治一个样；或者担心手术疼痛、费时、麻烦，而宁愿反反复复用药，也不去医院治疗。故常忍熬着自己的肛肠病，多年不去医院检查。这是一种很不负责的行为，因为如果你的便血系恶性肿瘤所致，那就悔之晚矣。

（2）害怕疼痛：因为人体肛门皮肤神经末梢丰富，属脊神经支配，痛觉非常敏感。一提到肛肠手术，人们自然会把难以忍受的剧痛和手术联系在一起，因此就有了肛肠手术

"天下第一痛"的说法，这是许许多多应该及时接受手术治疗的肛肠病患者望"痛"却步的主要原因。这种因惧怕疼痛而不能及时接受治疗的心态，使得很多患者把早期本来很容易治疗的疾病拖成了晚期难治的大病，不仅给患者增加了痛苦，也影响了肛肠学科的研究和发展。

（3）大便失禁：肛门的松缩和排便功能是通过神经支配内外括约肌和肛提肌来维持的。这些肌肉松弛，张力降低，或被切断、切除，或形成大面积瘢痕，都会引起肛门失禁。临床上，切断肛门外括约肌皮下层和内括约肌，一般不会影响人的排便，也不会引起肛门失禁。肛肠手术时若操作不当或不规范，特别是损伤了肛门外括约肌深层，以及肛提肌的耻骨直肠肌，就影响收缩功能，使肛门松弛，失去对肛门的控制，造成大便失禁、直肠脱出等不良后果。

目前，我国大量肛肠病患者相信游医，痴迷小广告，得不到正规治疗，很多人没有基本的保健意识，导致漏诊、误诊。因此一定要及早治疗肛肠病，选择正规的肛肠医院和专业的肛肠科医生是治疗肛肠病的关键。

110. 得了肛肠病为什么不要强忍着？

由于痔疮是妇孺皆知的常见病、多发病，因此，民间

"痔疮"一词几乎成为肛肠病的代名词。当人们出现大便出血、疼痛等肛门不适症状时，就会自然而然地误认为患了"痔疮"。不管是哪类肛肠病，只要是发生在肛门部的，都统统归于"痔疮"。一旦便血大都认为是"痔疮"犯了，认为"痔疮"是一种小毛病，无关紧要，不会危及生命，塞点药就会好了，一拖再拖，按"痔疮"进行治疗，却忽视了致命的直肠癌，最终失去最佳手术时机，这是认识上的局限。很多医院、诊所纷纷引进医疗器械，一时间治疗痔疮的祖传秘方、微创无痛手术等广告也就铺天盖地了。多种因素导致了人们一个错误的理解："肛门有问题就是痔疮在作祟。"其实，肛肠科诊治的病种并不单单是痔疮，肛门、直肠、结肠等部位的各种疾病都属于肛肠科的诊治范围，有 100 多种疾病之多。肛肠病患者被误诊、误治的现象时有发生，临床上有 80% 以上的直肠癌在早期被误当成痔疮。所以提醒肛肠病患者一定要到正规医院进行诊治。患了肛肠病一定要早诊断、早治疗，切莫因"痔疮"而掩盖了直肠癌这一真正危害人体健康的大敌，从而产生不幸的后果，甚至危及生命。

111."不住院、不开刀、随治随走"是真的吗？

肛肠病治疗是一门严谨的医学科学，而不是儿戏。目前，有些小医院、小诊所为了追求经济效益，扩大宣传，招摇撞骗，导致很多患者轻信广告而延误治疗，终生遗憾。一些有关治疗肛肠病的虚假广告铺天盖地，令人目不暇接，都说是祖传秘方，方法一个比一个简单，疗效一个比一个神奇，微创无痛苦，根治不复发。"手术无痛、一秒完成、随治随走""无需开刀、杜绝复发"等，电视、广播、报纸、网络甚至公共厕所、公交车、电线杆，铺天盖地的广告让不少患者无法辨别真假，其实十有八九都是骗人的。那些所谓的"肛肠专家、名医"，从身份上看没有资质，从条件上看没有必需的设备，从技术上看治疗方法原始陈旧，很多所谓的祖传秘方，已是目前临床上淘汰的方法。"无任何痛苦"更是一种"障眼法"，就在手术实施切割的那一刻，才知道医生所谓的"无痛"其实是嗷嗷大叫。这些"无痛手术""一针见效"明显是缺乏科学依据的虚假宣传，但还有不少人相信，这的确令人深思。因此，作为患者，一定要尊重科学，提高自我保护意识，不要相信虚假的宣传，最好到国家正规医院检查，由专科医师做出诊治，以免误诊误治。不要过于追求所

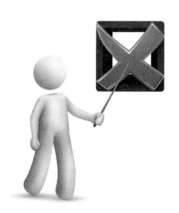

谓的"不住院、不开刀、随治随走、永不复发",接受不合理的过度治疗,以免造成大出血、肛门狭窄、肛门失禁等严重并发症、后遗症,甚至导致死亡。

112. 什么是挂线疗法? 有何优点?

挂线疗法是利用橡皮筋或有腐蚀作用的药线的机械性压迫作用,缓慢切开肛瘘的方法。它最大的优点是不会造成严重肛门失禁,还具有操作简单、出血少、换药痛苦相对较小、在橡皮筋脱落前不会发生皮肤切口假性愈合等优点。

113. 挂线疗法如何正确操作?

挂线疗法就是先以探针插入肛旁外口,沿瘘管管道切开一部分管道,遇到瘘管距离内口较近而又穿过许多肛门括约肌时,不用直接切开,而是用药线、丝线或橡皮筋通过这部分瘘管的两端,并给予强力结扎。通过腐蚀和紧勒作用,使组织绞窄而发生慢性缺血性坏死,缚线逐渐脱落,瘘管被剖开。这种慢性切开过程,就叫挂线疗法,又称"慢性切开法"。

114. 切开挂线术的治疗原理是什么?

切开挂线术实际上是一种慢性"切开"和牢固的持久的对口引流术,不怕感染,也不会使炎症扩散。其具有切割、引流、标记及异物刺激四种作用。因此,切开挂线术治疗高位肛瘘不会引起肛门失禁。

①切割作用:利用橡皮筋持续收缩的弹力作用,"以线带刀"。使挂线圈内的组织因缺血而逐渐坏死,使括约肌与周围组织缓慢割开、勒断,边切割,边修复。

②引流作用:挂线勒割扩大引流通道,有利于肉芽组织自创底部顺利生长,具有良好的引流作用,可减轻感染。

③标记作用:一期手术中的挂线作为二期手术中寻找、切开保留在深部的瘘管及肛管直肠环的标记。

④异物刺激作用:线或橡皮筋作为一种异物,可刺激局部产生炎性反应,通过炎性反应引起的纤维化而使括约肌断端与周围组织粘连固定,断端不致因切断而回缩,边勒开,边修复,故不致括约肌完全离断而失禁。

所以,挂线术也可以说是保留括约肌功能的术式。其优点在于操作简便、易于掌握、安全有效,对肛门功能无大影响。挂线引起的剧痛,应用美蓝长效止痛剂能基本解决,现在国内已广泛应用。但本术式仍存在支管过多、创面过大、愈合时间较长等问题有待解决。

115. 切开挂线法的适应证和注意事项是什么？

（1）适应证：①适用于距肛门 3～5cm，有内外口的低位或高位单纯性肛瘘，或作为复杂性肛瘘切开、切除的辅助治疗。②适用于瘘管主管贯穿外括约肌深层和耻骨直肠肌以上的高位肛瘘，包括骨盆直肠窝瘘、高位后马蹄形瘘、高位直肠后间隙瘘等。

（2）注意事项：①要准确地找到内口，一般在探针穿出内口时，如不出血，则证明内口是准确的。②伤口必须从基底部开始，使肛管内创口愈合，防止"架桥"。一般橡皮筋在 7 日左右可以脱落，若 10 日还不脱落，说明橡皮筋较松，需再紧一次。③术后每天用 1：5000 高锰酸钾热水坐浴并更换敷料，同时还应保证便后坐浴。④肛瘘橡皮筋切开后，创面用生肌散或玉红膏换药，2～3 周后创口多能愈合。

116. 肛周脓肿橡皮筋如何脱落？紧线是怎么回事？

肛周脓肿手术后的橡皮筋一般会自行脱落，如果橡皮筋松动的话可能还需要紧线。

　　肛周脓肿手术的橡皮筋一般是因为找到了肛瘘的内口进行的挂线，避免一次切开导致的肛门功能损伤。橡皮筋起到了标记、慢性切割、引流、异物刺激的作用。橡皮筋什么时候脱落需要根据患者的切口愈合情况而定，所以做完手术后不要急于让橡皮筋脱落，需要遵循医生的告知。如果橡皮筋过早脱落也并不完全是一件好事，可能会出现术后大便失禁的情况。所以建议术后及时换药，定期复查，必要时紧橡皮筋，如果有任何不适的情况应及时咨询医生，应该谨遵医嘱。

117. 高位肛周脓肿挂线多久能脱落？

　　高位肛周脓肿术后挂线需要 10 ～ 15 天再进行收紧，通过 15 ～ 20 天，线会逐渐脱落。术后采用抗感染治疗，排便后要进行伤口清洗，情况允许可以坐浴治疗，坐浴后要进行换药，术后饮食多吃高蛋白类食物。

　　挂线治疗简单、便捷还经济，又不影响肛门功能，痕迹小、引流快。临床挂线一般 15 ～ 20 天就会自行脱落；高位肛瘘肌肉厚，时间长些。一周没有进行脱落就要调整挂线松紧度使它尽早脱落。肛瘘会影响患者的各个方面，应当在发病初期就要做手术，术后定时换药，防止感染使病情加重。

118. 挂线（橡皮筋）在手术后多长时间脱落？

挂线（橡皮筋）的脱落时间与挂线时橡皮筋的松紧和所挂组织的厚薄有很大关系。线或橡皮筋挂得紧，所挂组织少者，挂的线或橡皮筋脱落自然也快；线或橡皮筋挂得松，所挂组织多者，脱落自然也慢。因此挂线或橡皮筋何时脱落与术者的操作有很大关系。

笔者认为，如肛管直肠环已纤维化（临床表现为肛管直肠环僵硬），即使予以一次性切开，也不至于出现肛门失禁，可予一次紧扎，使其在 7 ～ 10 天脱线。但对尚未纤维化者，一次紧扎橡皮筋，因挂开的断端尚未生长粘连在一起，则有发生肛门失禁的可能。所以，肛瘘挂线应掌握在 2 周左右脱线。对 2 周后挂线仍未脱落者，要适当紧线，瘘管深者可能要做 2 ～ 3 次紧线。

119. 肛周脓肿手术能一次治愈吗？

能。肛周脓肿发病急，病情重，若不及时治疗，易形成肛瘘，甚至危及生命。治疗方法有多种，最有效的方法是手术治疗。千万不要将肛周脓肿当成疖子治疗，如外贴膏药，用消炎药等，更不要轻易地到诊所进行切开，以免贻误治疗时机。在医院的选择上，一般以设有肛肠专科的综合性医院为佳，便于科室间会诊。肛周脓肿能否一次性治愈，应视病情而定。目前，许多医院在治疗上实行分次手术，先采取切开排脓引流术，待 2～3 个月形成肛瘘后再次行挂线手术，两次手术既增加患者的痛苦，加重其经济负担，又严重影响患者的身心健康。而中国医科大学附属第四医院肛肠科主任李春雨教授，在总结中医学挂线法治疗肛瘘的基础上，传承张有生教授发明的利用切开挂线法治疗肛周脓肿，手术一次即可治愈，已成功治愈 8000 余例病患。其挂线原理是，以线代刀，边切割、边修复，用线勒断肛门括约肌，既不会造成肛门失禁，也不会形成肛瘘。手术一次即可治愈，痛苦少，不复发。避免了形成肛瘘二次手术的痛苦，既缩短了住院时间，又节省了住院费用，已达到国内领先水平。

120. 肛周脓肿不手术能治愈吗？

肛周脓肿发病急骤，患者疼痛剧烈，坐卧不安。脓肿形成后易向肛门周围软组织间隙扩散，并可绕过肛门后方，向对侧蔓延，形成新的脓肿或脓肿加重，增加手术难度，延误治疗常形成复杂肛瘘。脓肿一旦发生，基本上没有自愈和药

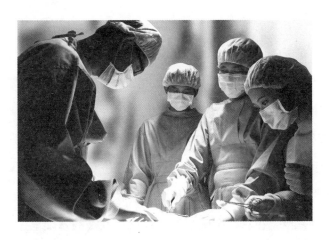

物治愈的可能,手术是唯一的选择,而且是应当尽快手术。注意不应依赖抗生素消炎或中药膏药外敷而过分地采用保守治疗,以免延误手术时机。千万不要因怕开刀、怕疼痛而"包脓养疮"。不要自己强行将脓肿挤破,以免造成感染扩散,发生全身的感染中毒或败血症。早日手术治疗,可防止病情恶化,尽早解除患者病痛,早日恢复健康,节约医疗费用。

【专家忠告】

尽管肛周脓肿是发生在肛门直肠部位的良性疾病,但其为肛管直肠周围软组织感染所形成的化脓性病变,严重者甚至危及生命,因此必须引起重视。肛周脓肿的典型症状表现为红、肿、热、痛,若破溃则有流脓。肛周脓肿的发病以青壮年男性为主,但婴幼儿、孕产妇、老年人也均可患病。导致肛周脓肿发病的病因目前主要考虑为肛腺感染，进而向肛管直肠周围软组织间隙感染而成病。因此，对于肛周脓肿这一疾病的治疗，需根据病情的程度轻重及范围大小而选用综合治疗措施，部分早期轻症患者可选择非手术的保守治疗，病情进一步发展后则往往需要以手术治疗为主的综合治疗。综上，患者若发现肛门有不适症状，就及时寻求专业医生的帮助，避免疾病进一步发展而复杂化，早发现、早治疗就能有好的治疗效果。

肛周脓肿原则上均应予以手术切开引流脓液，术中尽可能清除坏死组织，分离脓腔间隔，双氧水和生理盐水彻底冲洗清理脓腔，切口敞开不缝合，术后通过定期换药和全身使用抗生素使之愈合，这一过程通常需要2周左右。但对于直径≤1cm的小脓肿，也可采用穿刺抽脓并冲洗脓腔联合抗生素治疗的方式，具有患者痛苦小、愈合时间短的优点，当然这种方法存在脓肿反复或进展的可能。对于就诊时已经破溃的肛周脓肿，可给予伤口换药并联合抗生素治疗而不手术，换药时应注意适当扩大伤口以使引流充分。部分肛周脓肿患者术后会形成肛瘘。过去曾主张在脓肿切开的同时进行挂线治疗，以减少肛瘘发生概率，而目前认为由于肛瘘内口通常难以寻找，易形成假道，以及挂线后进一步延长愈合时间等原因，预防性肛瘘挂线术目前临床上已少有采用。伤口换药是肛周脓肿获得愈合的重要措施，但在具体实施过程中存在两个不利因素：一是换药过程中患者疼痛通常比较明显，甚至无法配合，尤其是深部脓肿，二是肛周部位特殊，导致敷料易脱落，以及肛门排便易污染伤口和敷料，可能需要随时换药，而这在临床上难以实现。解决办法包括：使用局部麻醉或止痛药物，深部脓肿术中放置引流管、脓腔明显变浅后改伤口换药为药物坐浴。

　　肛周脓肿选择治疗方式要慎重，若治疗不当易反复手术，让人身心俱疲。成都肛肠专科医院总结百余年临床经验，深挖黄济川医学思想后，改良传统切开引流法为黄氏肛周脓肿一次性根治术。黄氏肛周脓肿一次性根治术能一次性精准去除病灶，避免二次伤害，在手术后，还配合中药坐浴，熏洗创面可保持局部清洁，达到控制病变，减少不良刺激，促进创面修复愈合的效果。临床数万例患者成功康复，未发生并发症，从而避免二次手术痛苦，特别适合中老年人、追求治愈效率的职场人群及传统治疗复发者。

第五部分

预防保健——康复保健很重要

1.如何预防肛周脓肿?

（1）改善便秘与腹泻：便秘时，坚硬的粪便由肛门排出，能撕伤肛管或擦伤肛窦，易引起感染而形成肛周脓肿。因此，要积极防治便秘，让患者养成每日定时大便的习惯，保持大便通畅。腹泻日久，可刺激肛隐窝发炎，稀便也易进入肛隐窝而诱发肛周脓肿。所以，防治便秘和腹泻对预防肛周脓肿有重要意义。注意饮食的调配，便少而干的患者，平素要多吃富含纤维素的食物，如玉米、土豆、红薯、芹菜、苹果、香蕉、梨等。因纤维素在肠道中不能被吸收，能保留一部分水分，并能刺激肠肌运动，因此能有效缓解排便困难。

（2）少食刺激性食物：因刺激性食物如辣椒、大葱、大蒜等及抽烟、喝酒，可使肠黏膜充血发炎而诱发肛周脓肿，所以不宜长期过量食用。

（3）保持局部清洁：因肛门部皮肤有粗大的汗腺及皮脂腺，经常分泌汗液和皮脂，所以要经常洗澡，勤换内裤。最好便后或每晚睡前进行一次肛门清洗。

（4）积极参加体育锻炼：本病的发生与职业有着密切的联系。久坐、久立的工作，肛门局部的血液循环易发生障碍，降低了局部的抗病能力，故易发生肛周脓肿。所以此类患者应适当参加体育运动，可增强体质和改善肛门局部血液循环，对预防本病有着重要的作用。

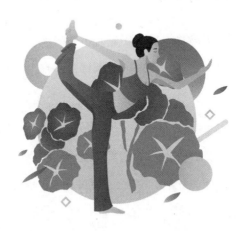

（5）及时治疗慢性疾病：如慢性结肠炎、糖尿病、肺结核等均可诱发肛周脓肿，所以应及早治疗原发病以防止肛周脓肿的发生。

2. 肛周脓肿做了手术能正常洗澡吗？

肛周脓肿手术后如果拔除了引流管，没有导管留置，可以正常洗澡。保持个人卫生对创面愈合很重要，每次排便后温水坐浴，并对创面进行碘伏消毒。

3. 肛周脓肿在治疗期间，有什么注意事项呢？

治疗上配合医生。在饮食上多吃清淡、软食，避免辛辣刺激，减少排便对创面的影响。如果做手术的话，鼓励患者手术后早下床，根据自身情况尽早活动，可增加肠道蠕动，避免卧床导致的并发症。

4. 肛周脓肿治好了还会复发吗？

肛周脓肿可能由多种原因导致，我们通常先处理肛周脓肿，一般切排引流，等待创面愈合后，再去针对肛周脓肿形成的病因比如肛瘘等做相应的治疗。肛周脓肿手术后有可能复发，患者需平时加强自我管理，如：避免刺激性饮食，保持大便通畅；勤换内裤，保持肛门部位清洁。如发现不适，请立即就诊。

克罗恩病、溃疡性结肠炎及血液病（如白血病、淋巴瘤）、艾滋病等患者易并发肛周脓肿。此外不良的生活习惯，比如高热量高脂肪饮食、不良的排便习惯，以及高血糖，容易导致皮肤瘙痒继而抓破导致皮肤感染，特别是肛周附近，容易引起肛周脓肿。

减少诱发因素或者积极治疗相应疾病，有利于疾病的预防或者减轻症状。

5. 生活中怎样做可以减少肛周脓肿的发生？

积极锻炼身体，增强体质，促进血液循环，加强局部的抗病能力，预防感染。避免久坐湿地使肛门部受凉受湿，引起感染。保持肛门清洁，勤换内裤，便后清洁肛门，经常清洗或坐浴。可试着在意念控制下使肛门一松一紧，每次5分钟，每日2次，以改善肛周血液循环。

6. 为什么得了肛周脓肿千万不能忽视？

得了肛周脓肿的患者早期往往不重视，以为是得了火疖子，于是有些人凭着经验，自己当起了医生，服些消炎药，或外用消炎药膏、拔毒膏等，或挤压排脓，以为这样就会"手到病除"了。实际上这样不但不会减轻病情，反而会使病情加重，使红肿疼痛加剧，甚至可引起高热、败血症等，这时再到医院诊治，不仅使治疗难度加大，自己也增加了痛苦。所以一旦发现肛周脓肿，应及时到正规医院诊治，以免延误病情。

7. 肛周脓肿有什么危害？

肛周脓肿的后期危害很大，不抓紧治疗会引发肠道等更加严重的疾病。

（1）肛周皮下脓肿：主要是疼痛，最初为胀痛，化脓时跳痛，排便时疼痛加重，脓肿在肛门前方可发生尿潴留，脓肿在肛门后方会出现骶尾部疼痛。

（2）直肠后脓肿：全身症状与骨盆直肠窝脓肿相似，但局部症状主要为骶尾腰部酸胀坠痛，向背部及两侧大腿放射，尾骨有压痛，患者不能端坐。

（3）直肠黏膜下脓肿：患者有疲倦、发热、周身不适等症状。局部以直肠刺激症状为主，有里急后重、下坠感、便次多或便意感等。

（4）坐骨直肠窝脓肿：患者有周身不适、发热寒战、体温升高等全身中毒症状。局部见肛门一侧肿胀、发红、灼痛、跳痛、压痛、坐卧不安，活动和排便时压痛加重，有排尿困难等情况。

（5）骨盆直肠窝脓肿：患者全身症状重，先寒战高热，周身疲倦，严重者可有败血症的中毒症状。局部症状轻，仅有直肠下坠感，酸痛或不适的表现，亦可发生排尿困难。

（6）更严重的会引发癌变，危及患者的生命。

8. 婴幼儿肛周脓肿有什么危害？

患有肛周脓肿的宝宝每次排便后会因为尿液和粪便刺激肛周皮肤而感到刺痛，所以宝宝会本能地拒绝排便而引发便秘；肛周脓肿如果不及时处理，可能会引起肛瘘甚至是败血症，危害宝宝的健康和生命安全，所以如果发现宝宝有肛周脓肿，家长一定要及时带宝宝去看医生。

9. 肛周脓肿术后如何预防复发？

一般来讲，通过有效治疗，肛周脓肿痊愈了，今后在此发病部位复发肛周脓肿的可能性不大。因为此处肛窦已得到了处理，而肛周脓肿形成的根源在于肛窦的细菌感染。但是，根据人体的生理解剖，每个人均有多个肛窦，每个肛窦都存在着被细菌感染的可能，就都有患肛周脓肿的可能，这就不是复发的问题，而是再发的问题了。所以，在病症痊愈后的日常生活中，要避免各种诱因。

（1）调理排便：保持大便通畅，养成定时排便的良好习惯。频繁大便溏稀，可导致肛隐窝炎，引起肛周脓肿。大便秘结时，贮于直肠内的粪便易堵塞肛隐窝，引起肛隐窝炎，形成肛周脓肿。

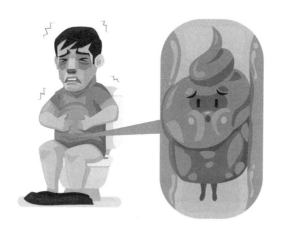

（2）养成良好的卫生习惯：注意肛门清洁卫生，每次便后用温水清洗坐浴肛门，养成便后洗洁局部的习惯，防止感染。

（3）合理饮食：注意饮食，忌食辛辣、酒等刺激之品；饮食不可过分精细，这样有利于大便的排泄。

（4）积极治疗肛隐窝炎和肛乳头炎：采用坐浴、药栓纳肛、口服抗生素或其他中医中药疗法，防止炎症深入，甚至化脓而形成肛周脓肿。

（5）积极治疗全身疾病：对肠结核、克罗恩病、溃疡性结肠炎等全身疾病要积极治疗。

（6）锻炼身体，增强体质：久坐久站的人肛门局部血液循环易发生障碍，降低了局部的抗病能力，容易发生感染。多做提肛运动，早晚各做 5 ～ 10 分钟，促进肛门局部血液循环，增强机体抵抗力。

（7）避免久坐、久站、久蹲及久坐湿地：在草地、湿土上久坐，肛门部受凉受湿，降低了抗病能力，寒湿之邪容易侵入肛门，引起感染。

10. 肛周脓肿的综合预防措施有哪些?

（1）锻炼身体、增强体质：久坐久站的人肛门局部血液循环易发生障碍，降低了局部的抗病能力，容易发生感染。所以，久坐之人要积极参加体育运动，促进血液循环，增强抗病能力。

（2）保持肛门清洁：肛门部有较多的汗腺和皮脂腺，经常分泌汗液和皮脂，此处是细菌容易生长繁殖的地方，为了预防感染，应经常清洗，勤换内裤。

（3）不要久坐湿地：在草地、湿土上久坐，肛门部受凉受湿，降低了抗病能力，寒湿之邪容易侵入肛门，引起感染。

（4）调理饮食，防止便秘：饮食不当可导致大便干燥，干硬的粪便排出时可能撕破肛瓣和擦伤肛门皮肤，破坏了抗病的第一道防线，细菌容易从伤口进入引起感染形成脓肿。许多肛裂患者继发脓肿就是这个道理。所以平常要多吃含纤维素多的食品，如红薯、芹菜、茄子、香蕉、玉米等以保持大便通畅。

11. 肛周脓肿患者需要注意什么？

在饮食上要多吃一些含纤维素多的食物，如新鲜的蔬菜、水果，以保持大便通畅。在有良好的生活及饮食习惯下做到定时大便，避免大便干结造成排便时对肛管及肛隐窝的损伤；便秘患者在使用开塞露时，要注意避免引起肛管的损伤，大便干结时不要强行抠便，以免引起损伤继发感染。

12. 肛周脓肿的患者吃什么好？

（1）肛周脓肿患者饮食上应以清淡并含有较多纤维素的食品为宜，如菠菜、芹菜、冬瓜、丝瓜、南瓜、绿豆、黄豆、油菜、黄花菜、木耳、海带、萝卜、茭白等。

（2）经常食用有清热解毒功效的食品，能缓解肛门局部肿痛、流脓流水等症状。多选用绿豆粥、芹菜粥、鸡蛋面、素菜粥等，有润肠通便作用。

（3）可多吃水果，如西瓜、苹果、菠萝、梨等。

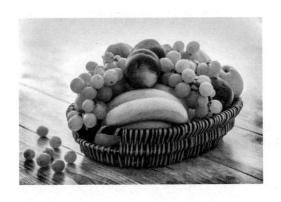

（4）可选绿茶、菊花茶、金银花茶、绿豆汤等饮品，也能预防肛周脓肿的形成，缓解肛周脓肿的症状。

13. 肛周脓肿患者不能吃什么？

肛周脓肿的患者饮食禁忌可分为两类：

（1）禁忌酒、辣椒、生姜、大蒜、肉桂等，这些均属辛辣之品，可刺激局部发炎，加重肛周脓肿的病情。

（2）服用药物治疗肛周脓肿时，须忌某些饮食。服清热解毒之剂，应忌鱼、虾、羊肉、香菜、韭菜等，包括竹笋、海鲜、狗肉等发物；服气血双补之剂，应忌萝卜、桃子、李子等，否则会影响疗效。

14. 肛周脓肿的食疗方法有哪些?

（1）绿豆粥

主料：大米250g，绿豆150g，白砂糖200g，清水适量。

做法：将大米用清水洗净；绿豆去杂质，用清水洗净。将绿豆放入锅中，加清水2L左右，旺火烧开。以小火焖烧40分钟左右，至绿豆酥烂时，放入大米。用中火烧煮30分钟左右，煮至米粒开花，粥汤稠浓即可。冷却后，加白糖拌和食用。

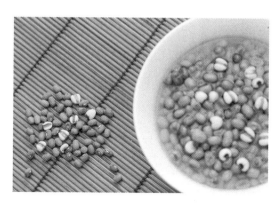

（2）芹菜粥

主料：鲜芹菜100g，粳米50g，精盐适量。

做法：取粳米煮成粥，加入洗净切好的芹菜段，文火炖至米粒极烂，再加入精盐少许即可。

用法：每日 1 次，温热食用，3 周为 1 疗程。

（3）素菜粥

主料：日本豆腐 1 块、胡萝卜 1 根、白粥 1 小碗、白萝卜 1 小段。

做法：将日本豆腐在开水里过一下，然后切成 8mm 左右的小丁；将胡萝卜、白萝卜切成薄片，煮软后切碎；将白粥、萝卜碎和豆腐丁放入碗中，搅拌均匀即可。

（4）绿豆汤

主料：绿豆适量。

做法：将绿豆洗净并控干水分，倒入锅中，加入开水，开水的用量以没过绿豆 2cm 为宜，煮开后，改用中火，当水分要煮干时，加入大量的开水，盖上锅盖，继续煮 20 分钟，待绿豆酥烂，汤色碧绿时即可。

（5）鸡蛋面

主料：鸡蛋 2 个，鸡精 1g，盐 3g，香油 5g，挂面 300g。

做法：在把鸡精和盐放进碗里，加入香油、适量的水，拌匀；把蛋液打入碗中，用筷子搅拌到起泡。用清水煮面，煮好后装到盘子里，留少许水在里面，把放蛋液的碗放入锅里，沸水蒸 3～5 分钟，蒸好后取出，加入香油，用筷子把鸡蛋拌开，把鸡蛋倒入面中即可食用。

15. 肛周脓肿患者日常生活中该如何进行保健和防护？

（1）积极锻炼身体，增强体质，增进血液循环，加强局部的抗病能力，预防感染。

（2）保持肛门清洁，勤换内裤，便后清洁肛门，对预防感染有积极作用。

（3）积极防治其他肛门疾病，如肛隐窝炎和肛乳头炎，以避免肛周脓肿和肛瘘发生。

（4）及时治疗可引起以肛周脓肿为临床表现的其他疾病，如溃疡性结肠炎、肠结核等。

（5）避免久坐湿地，以免肛门部受凉受湿，引起感染。

（6）防治便秘和腹泻，对预防肛周脓肿与肛瘘形成有重要意义。

（7）一旦发生肛周脓肿，应早期医治，以防其蔓延、扩散。

（8）积极防治其他肛肠疾病，如肛窦炎、肛乳头肥大、肛裂、炎性痔、直肠炎等，能及时、正确、有效的治疗，可以避免和减少肛周感染、脓肿和肛瘘的发生。

16. 肛周脓肿在日常生活中需要注意什么?

（1）注意便后的肛门卫生：便后进行肛门清洗或坐浴，保持肛门的清洁卫生。肛门周围汗腺或皮脂腺分泌旺盛者要及时地予以清洁，保持肛门周围的干燥，避免肛周皮肤的感染。

（2）及时治疗一些容易并发肛周感染的原发疾病：在患有血液系统疾病如白血病、粒细胞减少或缺乏以及克罗恩病等胃肠道疾病时，容易并发肛周感染，此时应积极治疗原发的疾病，否则肛周感染不容易控制。

（3）进行肛门的局部功能锻炼：如进行提肛运动与缩肛运动，促进局部的血液循环，提高肛门局部抵抗感染的能力。

（4）积极锻炼身体，增强体质，提高机体的抗病能力：进行跑步、游泳、登山、做操、练太极拳等多种运动，达到

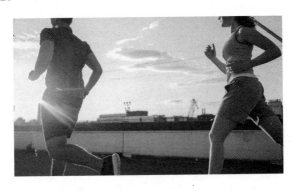

增强体质，提高机体的防病能力。锻炼要循序渐进，运动量要适度，要持之以恒。

（5）保持良好的心理状态及情绪：古人说"百病生于气""愁一愁，白了头"，都形象生动地说明了情绪与健康有密切的关系，心理上的压抑、沉闷及克制，容易诱发心身疾病。要重视心理修养及情志的调节，培养乐观的性格，防止情绪积累，做到心胸开阔，顺其自然，加强心理的承受能力，保持良好、旺盛的精神状态，防止疾病地入侵。

17. 肛周脓肿出院指导及注意事项有哪些？

（1）保持大便通畅：饮食方面应多吃粗粮、豆类、蔬菜、水果等富含纤维素的食品。夏季还应尽量少吃辛辣燥性食物。排便不应刻意讲究每日排便或者定时排便，应哪时有便意哪时排，做到不等不忍。排便时不要看书报，避免久蹲不起或过分用力努挣等。

（2）保持肛周清洁：勤换内裤，每次大便后避免用粗糙便纸反复擦拭肛门，可用温水进行清洗，再用干布或吸水纸擦干，并有意识收缩肛门，也可用肤芩洗剂坐浴，预防感染。

（3）及时治疗可引起肛周脓肿的全身性疾病：如糖尿病、溃疡性结肠炎、肠结核、克罗恩病等。

（4）积极防治其他肛肠疾病：如肛窦炎、肛乳头肥大、肛裂、炎性痔、直肠炎等。对这些疾病及时、正确、有效的治疗，可以避免和减少肛周感染、脓肿的发生。

（5）锻炼身体：平时积极锻炼身体，保证充足的睡眠，增强体质，提高免疫力，能增进和改善肛门部血液循环，使局部的抗病能力提高，能预防感染的发生。

（6）提肛运动：叮嘱患者做提肛锻炼，从而促进肛门局部的血液循环，用意念使内劲，做肛门上收的动作，一提一松为1次，每遍不超过30次，恢复肛门扩约肌的功能。

（7）门诊随访，要定期复查，发现不适要及时到医院检查。

18. 肛周脓肿患者术后该如何调理？

（1）卧床休息，服用抗生素，至全身症状消退后为止。

（2）宜进低渣饮食，并服用液体石蜡或其他缓泻药，保持大便通畅。

（3）引流条于术后2～3日开始逐步取出，如脓腔深而大，引流脓液又多时，放置时间可稍长。通常可于术后1周左右完全取出。拔除引流后，用1∶5000高锰酸钾热水坐浴，每日2～3次（包括大便后的1次）。

（4）忌食生冷之物及油腻之品，以防发生腹泻或粪渣堵塞肛窦。

（5）注意创面有无渗血，如敷料已被染湿应及时更换。

（6）按医嘱补充液体或抗生素，或口服各类药物。

（7）饮食以高蛋白、低脂肪为主，多喝汤汤水水，促进营养吸收。

（8）换药时肉芽以新鲜红润者为佳，如遇肉芽组织生长高出表皮，应作修剪。

（9）遇有创口假性愈合或缝合创口有感染者，则应剥离敞开创口，或拆除缝线敞开创口。

（10）有挂线者，如术后 7 ～ 9 日挂线未脱落，做换线再挂处理，缝合创口以 5 ～ 7 日拆线为佳，还要注意保持创面的引流通畅，填塞凡士林纱条或药条，应紧贴创面，内口应到位，以创面肉芽从下向上、从内至外生长为最佳。这样就能避免假性愈合，获得最佳的手术效果。

19. 低位肛周脓肿的手术后如何调理？

术后前几天，每天便后清水洗净患处，以清热消肿、化瘀生肌之中药坐浴 10 ～ 15 分钟，然后以碘伏消毒创面，以凡士林引流手术切口，敷料包扎固定；或用去腐生肌纱条换药，以脱落去除坏死组织，当肉芽组织新生之际，改用生肌散纱条换药，促进肉芽组织生长。在创面接近愈合时，注意有无"桥形"粘连等假愈合现象，有则及时分开。创面水肿时，局部应用高渗盐水纱条湿敷。创面较大者，为防止愈后瘢痕过大，在无菌条件下，可将创腔基底部部分缝合，以缩小创面，加快愈合。

20. 肛周脓肿术后大便困难如何调理？

肛周脓肿的患者在手术后很容易表现为大便困难，可以选择用温水或者肤芩洗剂坐浴，局部消肿消炎，一般在术后第二天就排便，以利肛门功能恢复。在治疗期间应该远离刺激性的食品，以流质容易消化的食物为主。做到术后养成定时排便习惯，促进粪便软化，保持大便的通畅。多饮水，在饮食上适当吃一些能够通便的食物如蔬菜、香蕉、芝麻、蜂蜜等，忌食辛辣刺激食物，避免饮酒，可保持大便的通畅，减少由于排便引起的肛门及创口的疼痛。也可遵医嘱给予麻仁软胶囊、首荟通便胶囊、益君康或液体石蜡口服。

21. 肛周脓肿术后如何进行心理护理?

　　患者手术以后,都有可能要经历肛门疼痛、伤口出血、肛门部下坠、排尿困难、排便疼痛等过程,由于这些顾虑较大,对于手术治疗存在一种畏惧心理。因此要在手术前后充分做好患者的心理护理,使患者认识到手术治疗是治疗脓肿最有效的途径,使得患者能够愉快地接受手术治疗,并在术后保持良好的心理精神状态,能得到很快的恢复。由于手术后患者的精神状态不同,创口愈合和恢复的过程也有快有慢。一般来说,精神乐观的患者恢复较快,精神苦闷的患者恢复较慢。因此,了解术后所面临问题的实质,增强克服困难的信心,保持乐观心态,顺利度过这一段的治疗生活。

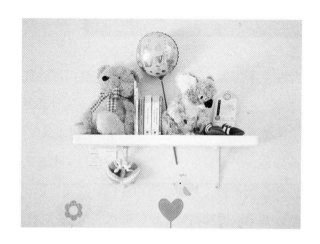

22. 肛周脓肿术后疼痛如何调理?

手术后疼痛是难以避免的,但往往却不像预想的那样严重,可通过口服一些止痛药物来缓解,因此对术后的疼痛不必提心吊胆。一般来说,在术后当天或者晚间,往往较为疼痛,这段时间一过,疼痛就会渐渐减轻。随着医疗水平的不断提高,术后的疼痛已大为减轻,更不能因惧怕疼痛而因噎废食,拒绝手术治疗。

术后每次排便或换药前用肤芩洗剂局部熏洗坐浴,控制温度在 43 ～ 46℃,每日 2 次,每次 20 ～ 30 分钟。或诺扬鼻喷剂、奥布卡因凝胶外用。

23. 肛周脓肿术后有肛门下坠感如何调理?

患者在手术当天或术后 3 ～ 5 天内,肛门部往往有一种下坠的感觉,感到肛门里有大便要解。对于这种感觉,切不可频频地去蹲厕所,那样很容易造成伤口大出血或发炎肿胀。患者应该知道,手术后肛门的下坠感觉,是手术处理后所形成的一种假性便意感,其实肛门内并没有粪便要排出。只要卧床休息,并采取臀部高位(把臀部垫高 30cm 左右),冷热敷交替使用，就可以减轻或消除下坠感。

24. 肛周脓肿术后排尿困难如何调理？

手术后排尿困难的现象多在手术后当天出现，是肛门手术后引起膀胱括约肌发生的一过性功能障碍所致。在术后几个小时，当患者的疼痛缓解和精神状态稳定以后，排尿即可恢复正常。为了预防术后的排尿困难，患者术后可泡服灯心草、淡竹叶、车前草或六一散等。同时，术后排尿困难也与精神因素有关，患者要保持精神状态稳定，待其自然恢复，可用手按摩下腹部，对下腹部进行热敷；或打开水龙头，使患者听流水声，形成条件反射，促进排尿。还可在医生指导下用促进排尿的药物新斯的明 1mg 肌内注射，其他方法还有针灸、热水坐浴等。

25. 肛周脓肿术后出血如何调理？

肛门局部血管较丰富，术后创面是敞开的，排便时便纸上带有少许鲜血，这是正常现象，患者不必紧张。随着创面的修复，这种现象会自然消失。如果出血较多，医生也会随时处理，对此不必担心。同时，要注意休息，绝对避免剧烈活动。一般手术后 24 小时内要卧床休息，以后方可适当离床活动。在伤口未愈合以前，活动应该注意适度，甚至在伤口完全愈合以后，在手术瘢痕尚未软化以前，剧烈活动也有产生瘢痕裂开的可能性。

26. 肛周脓肿术后肛门功能损伤如何调理？

肛周脓肿的感染源一般都是肛腺。肛周有多个间隙，这些间隙的特点是相互连通的，周围组织较为疏松，脂肪多，神经少，容积大。一旦某个肛腺感染，如不及时治疗，就会沿着各个间隙蔓延。感染穿过肛门括约肌，再波及到肛周组织。手术时必须切开已经感染的括约肌才能达到"充分切开，通畅引流"的目的。然而切开括约肌势必造成肛门括约肌不同程度的损伤，从而导致肛门功能不同程度的丧失。保护功能与治愈疾病这一对矛盾是世界性的难题。专业的肛肠科医生虽能把肛门括约肌损伤的程度降到最低，但也不可避免会在术中影响到肛门功能。若出现了急便感，肛门溢液、潮湿、瘙痒等，应及时来医院复查。

27. 肛周脓肿术后饮食有哪些注意事项?

（1）肛周脓肿手术后要忌食辛辣刺激性食物：饮食不当可导致大便干燥，干硬的粪便排出时，可以撕破肛瓣和擦伤肛门皮肤、黏膜，形成肛裂，细菌容易从伤口进入肛周组织引起感染形成肛周脓肿，所以平时要多吃含纤维素多的食物，如红薯、芹菜、茄子、香蕉、玉米等，保持大便通畅，以免肛周脓肿复发。

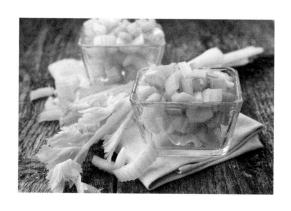

（2）肛周脓肿手术后患者饮食要科学调配：肛周脓肿手术后合理搭配食物，不仅可以增加食欲，纠正便秘，改善胃肠功能，也可以帮助养成定时排便的习惯。日常饮食中可多选用蔬菜、水果、豆类等含维生素和纤维素较多的食物，少吃辛辣刺激性的食物，如辣椒、芥末、姜等。

（3）肛周脓肿术后饮食清淡为宜：应多吃如菠菜、芹菜、冬瓜、丝瓜、黄豆、油菜、黄花菜、木耳、海带、萝卜等蔬菜，可缓解肛门局部肿痛、流脓流水等症状。

（4）肛周脓肿手术后粥品不可少：可选用绿豆粥、芹菜粥、鸡蛋面、素菜粥等，有润肠通便作用；水果类如西瓜、苹果、菠萝、橘子、梨等；可选绿茶、菊花茶、金银花茶、绿豆汤等饮品，能预防肛周脓肿的形成，缓解肛周脓肿的症状。

28. 肛周脓肿术后如何进行运动疗法？

肛门直肠手术后的患者，由于肛门括约肌黏膜、皮肤在不同程度上都受到了一些损伤，治疗期间又经过了一段时间的卧床休息，因此肛门括约肌功能有不同程度的减退。而加强肛门功能的锻炼不仅可以使肛门括约肌得到锻炼，同时也可以促进肛门局部的血液循环，增强肛门直肠的抗病能力。

提肛运动：在排便后或睡前，取平卧位或坐位、站立位。做深呼吸运动，有意识地向上升提肛门，然后放松，再收缩，每次 15 分钟左右，每日 1～2 次。如练习得当，常有腹部及肛门温热的感觉。

29. 肛周脓肿患者术后多长时间能活动？有什么注意事项？

（1）术后 1 个月内：能活动，不能使劲，不要多走路，尽量不要坐，不能疲劳。

（2）术后 1～2 个月内：少使劲，少走路，少坐，少疲劳。

（3）术后 2～3 个月内：少使劲，慢走路，走适量，坐的时间每次不能太久，早睡早起。

（4）术后 3 个月以后：坚持适量运动，不能激烈地走，慢跑、慢走。

（5）保持健康科学的生活作息习惯。

30. 婴幼儿肛周脓肿如何预防和护理？

白天尽可能使用尿布，婴幼儿大小便之后要及时更换。污染的尿布要用开水浸泡消毒。婴幼儿大便后，可用温开水为其冲洗臀部和肛门。冲洗干净后，用柔软的干毛巾轻轻蘸干，不要用力擦。发现婴幼儿臀部发红时，最好停止使用纸尿裤，尽量让婴幼儿的屁股经常通通风，处于干爽的状态。

31. 孕产妇肛周脓肿如何预防和护理?

孕妇在患上肛周脓肿疾病之后,应该先控制病情发展,以免加重病情,由于怀孕期间是不可以随便吃药的,在治疗方面会有一定的困扰。如果是在发病初期,肛周脓肿疼痛不是特别严重的时候,可以经常用温开水清洗肛周,来减轻病情,如果病情发展到比较严重的时候,就需要做手术治疗。手术之后应该注意保持伤口清洁,以免发生感染的情况。

饮食方面一定要注意以清淡为主,不可以吃辛辣刺激性的食物。保持肛门部位清洁卫生,应该勤洗澡、勤换洗内裤,多喝些白开水来保持大便通畅,积极预防腹泻的发生。

一旦患上肛周脓肿,应该引起高度重视,积极配合医生治疗。提醒广大的孕妇们,患上肛周脓肿疾病千万不可以盲目服用药物,以免引起不良反应。

32. 肛周脓肿患者怎样预防和调护?

(1)积极锻炼身体,增强抗病能力。中医认为"正气存内,邪不可干"。经常锻炼身体如做操、打拳、散步、打球、游泳、爬山等,可增强体质,提高机体抵御外邪的能力。对于久坐、久站工作的人，要尽量安排时间活动下肢和臀部肌肉，使气血通畅，减少局部气血郁滞。

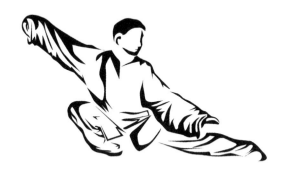

（2）避免情志刺激，保持精神愉快。调节精神情志，思想上安闲清静，精与神守持于内，避免过度的情志变动，戒怒少思，心胸开朗，乐观愉快，使精神处在最佳状态，这样就能达到补养真气、防病于未然的目的。

（3）经常保持肛门清洁，养成良好的卫生习惯。

（4）发现肛痛宜尽早治疗，手术治疗可以防止后遗肛瘘。

（5）肛瘘患者应及早治疗，避免外口阻塞引起脓液积聚，排泄不畅，引发新的支管。

33.肛瘘患者怎样预防和调护？

肛瘘患者的自我调养尤为重要，不仅能改善局部不良环境的刺激，同时也为肛瘘治疗及预后提供了良好的基础。

（1）当肛瘘感染化脓时，千万不要用消毒的针头挑破外口，排除脓液，以免脓液向其他部位蔓延，感染加重。

（2）局部用夏方荆芥熏洗剂熏洗坐浴，每日2次，每次20分钟，可有效改善局部血液循环，减轻出血、疼痛症状。

（3）当脓汁外溢，肛门部潮湿不舒适时，要自我注意肛门部的清洁卫生，经常用温盐水坐浴泡洗肛门，既可清理局部卫生，又可改善局部的血液循环，增强对疾病的抵抗力，减轻炎症的反应。

（4）应用抗生素，根据医嘱使用抗生素，有条件时穿刺抽取脓液，并根据药敏试验结果合理选择抗生素，控制感染。

（5）高热患者给予物理降温或遵医嘱药物降温，增加饮水。

（6）有脓液形成时，及时切开引流。切开引流早期分泌物较多，应定时观察敷料有无渗出，一旦渗出应及时更换敷料，可每日更换2次，防止切口感染。

（7）脓肿切开引流的护理。对脓肿切开引流者，应密切观察引流液的颜色、量、性状并记录。定时冲洗脓腔，保持引流通畅。

（8）当肛瘘的分泌物增多时，内裤要勤洗勤换、暴晒灭菌，亦可用肛门带保护肛门，以免过多污染内裤。

34. 如何预防肛窦炎？

（1）禁忌过食肥甘之品，尽量避免辛辣食物、烈酒的刺激。

（2）避免腹泻和便秘。

（3）及时治疗肠道急慢性炎症、痢疾等。

（4）便后、睡前清洗肛门，保持肛门部位清洁。

35. 肛周脓肿术后如何预防肛门狭窄？

正常的肛肠手术之后，一般是不会出现肛门狭窄的情况的。

（1）饮食应粗细搭配，保持大便通畅，以减少对肛管的刺激。

（2）手术时，应在两个切口之间保留正常皮肤黏膜桥。

（3）肛周脓肿手术时不可切除过多的皮肤。手术后要保持局部的清洁卫生，防止各种感染，避免引起肛门狭窄。

（4）在肛门手术和损伤后，对有轻度狭窄者，应用手指扩张肛门，每周 1～2 次，间隔时间逐渐延长。

（5）手指扩肛疗法对狭窄严重和狭窄时间较长者，效果不佳，应当选择手术治疗。

36. 肛周脓肿术后如何预防肛门失禁？

（1）手术时注意不要损伤肛肠环，高位肛周脓肿手术治疗时，对肛提肌以上部位的脓肿不能一次切断肛门括约肌，应做挂线或采用保存括约肌术式的治疗。

（2）肛门部位手术时注意保护齿线部皮肤黏膜，不要过多切除，以免引起感觉性肛门失禁。

（3）手术时尽量注意不要破坏肛管直肠的角度。

（4）高位脓肿切开挂线术后橡皮筋不要紧得过早。否则，容易损伤肛门括约肌，引起肛门失禁。

37. 肛周脓肿术后为什么吃猪蹄愈合快？

肛肠病手术为了防止术后伤口感染，一般多选用手术伤口敞开、不缝合，也叫开放性切口，常常愈合较慢。猪蹄营养很丰富，据食品营养专家分析，每100g猪蹄中含蛋白质15.8g、脂肪26.3g、碳水化合物1.7g，猪蹄中还含有维生素A、B族维生素、维生素C及钙、磷、铁等营养物质，尤其是猪蹄中的蛋白质水解后，所产生的胱氨酸、精氨酸等11种氨基酸含量与熊掌不相上下。中医认为，猪蹄性平，味甘咸，具有补血，填肾精等功能，适宜年老体弱、血虚者食用。

猪蹄中含有丰富的胶原蛋白，这是一种由生物大分子组成的胶类物质，是构成肌腱、韧带及结缔组织（即人们常说的"筋"）最主要的蛋白质成分。猪蹄中

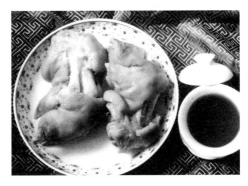

的胶原蛋白被人体吸收后，能促进皮肤细胞吸收和贮存水分，防止皮肤干涩起皱，使面部皮肤显得丰满光泽。汉代名医张仲景的"猪肤汤"，就指出猪蹄上的皮有"和血脉，润肌肤"的作用。经常食用猪蹄，能增加皮肤活力，改善全身的微循环，对于手术后及重病恢复期的老人，有利于组织细胞正常生理功能的恢复，加速新陈代谢，促进伤口愈合。患有慢性肝炎、胆囊炎、胆结石的老年人最好不要多吃猪蹄，否则会使原有病情加重或诱使旧病复发。

38.肛门功能锻炼方法有几种？

有效地进行肛门功能锻炼，可以改善局部血液循环，减少痔静脉的淤血和扩张，增强肛门括约肌的收缩和舒张能力，

增加肛门直肠部位的抗病力，避免和减少肛肠病的发生。对于伴有肛门不全失禁的患者，肛门功能锻炼尤为重要。肛门功能锻炼的方法，主要有以下几种：

（1）肛门运动：锻炼患者自行收缩肛门5秒钟，再舒张5秒钟，如此持续进行5分钟，每日1次。

（2）提肛运动：是指用意念有意识地向上收提肛门，每日1～2次，每次30下。

（3）肛门收缩运动：在排便前、排便中和排便后这段时间里，用约5分钟的时间，主动收缩和舒张肛门括约肌，可起到改善局部血液循环，增强肛门括约肌能力的作用。

（4）扩肛保健操：用右手食指涂少量具有润滑作用的痔疮药膏或抗生素软膏，先在肛门处按摩1～2分钟，然后缓缓伸入肛管内，一般深度为两个指节，向前左后右四个方向扩张肛管约3分钟，拔出食指后可在肛门口再涂极少量痔疮药膏即可，每日1次，坚持半个月至1个月。

39. 肛门功能和运动锻炼的意义有哪些？

（1）加强肛门功能锻炼，不仅可以促进局部的血液循环，减少痔静脉的淤血扩张，而且可以增强肛门直肠部的抗病能力，避免或减少肛门直肠疾病的发生，即使发生也可以不使其发展，或可以促进其恢复；已做肛门直肠部手术者，可以减少复发的机会，有利于功能恢复；对于肛门括约肌受到损伤的患者，加强锻炼亦利于功能的恢复。

（2）肛门运动锻炼：此法可增强肛门括约肌张力、减轻痔疮出血和脱出症状、促进局部血液循环、减轻疼痛、使排便通畅。方法：收缩肛门 5 秒钟，再舒张 5 秒钟，收缩肛门时深吸气，舒张肛门时深呼气，如此连续进行 5 分钟，每日 3 ～ 5 次。

40. 提肛锻炼怎么做？有什么作用？

提肛运动是指有规律地往上提收肛门，然后放松，一提一松就是提肛运动。吸气时，肛门用力内吸上提，紧缩肛门，呼气时放松。站、坐、行均可进行，若能采取胸膝卧位（双膝跪姿，胸部贴床，抬高臀部）做提肛运动，则效果更好。

提肛锻炼就是有规律的、长期坚持的进行提肛运动的练习。每次做提肛运动 20 次左右为 1 组，持续约 5 ～ 10 分钟，每日至少进行 5 组训练，坚持半年以上才能有效果。

提肛运动能改善局部血液循环，改善肛门括约肌功能，预防肛门松弛，对防治肛肠病颇见功效。除此之外还有助于升提阳气、通经活络、温煦五脏而益寿延年，并能防治脱肛、痔疮、阳痿、早泄、遗尿、尿频等疾病。

经常提肛可以活血祛瘀，减少肛肠病发生。提气缩肛时，对肛周静脉产生排挤作用，能使局部静脉回流畅通。尤其选择在呼气时收缩肛门，利用腹内压较低的压力，更有利肛门静脉血液的回流。

提肛锻炼可以加强肛门的括约肌闭合功能，可以预防和治疗痔疮脱出以及直肠黏膜松弛，可以防止肠液外漏所导致的肛门潮湿和肛周湿疹、肛周瘙痒。

41. 肛周脓肿术后如何进行肛门功能锻炼？

手术后进行肛门功能锻炼，可以改善肛门局部的血液循环，尽快地恢复肛门功能，避免或减少肛周脓肿的复发，所以非常重要。在此介绍三种锻炼方法。

（1）肛门运动锻炼：患者先行收缩肛门5秒钟，再舒张5秒钟，如此持续进行5分钟。每日进行3～5次，可以促进局部血液循环，减轻手术后肛门局部疼痛，使排便通畅。

（2）提肛运动：是指用意念有意识地向上收提肛门，每日进行1～2次锻炼，每次提肛30下，有化瘀活血、锻炼肛门括约肌和升提中气的作用。一般坚持百日左右，可起预防肛周脓肿复发之功效。

（3）肛门收缩运动：在排便前、排便中和排便后这段时间里，用约5分钟的时间主动收缩和舒张肛门括约肌，可起到改善局部血液循环、增强肛门括约肌能力的作用。

【专家忠告】

肛周脓肿是临床常见病、多发病，与我们的饮食、生活和卫生习惯密切相关，从以下几个方面入手，能够显著降低其发病率：①避免过多摄入辛辣刺激性的食物，少饮酒，适当多吃富含膳食纤维和维生素的蔬菜水果，保持大便通畅，防止便秘和腹泻。②规律作息，劳逸结合，避免熬夜，避免久坐，控制大便时间。③注意个人清洁卫生，若出现肛门潮湿瘙痒等症状应及时进行清洗，保持局部干燥舒适。若怀疑已发生肛周感染或脓肿，应第一时间到医院专科诊治，听从医生建议，早期诊断早期治疗可以获得最好的结果。

肛周脓肿手术成功不代表完全康复。手术成功占肛周脓肿治疗的60%，术后保健占40%，只有两者兼顾，伤口才能又好又快的愈合。做好康复保健要注意以下几点：①加强营养，饮食以高蛋白、低脂肪为主，促进营养吸收。忌食辛辣刺激性食物，以保持大便通畅，忌食生冷之物及油腻之品，以防发生腹泻或粪渣堵塞肛门。②坐浴保持清洁，肛肠是贮存和排泄粪便的地方，肛周极易受到细菌的污染而诱发感染。

因此术后要保持肛周的清洁干爽，可用医生配的中药进行温水坐浴，一般时间为 5 ～ 10 分钟。③术后复查，术后要定期复查伤口，每周至少 1 次找主管医生检查伤口生长是否顺利、是否存在假愈合、是否存在引流不通畅、是否需要修剪过度生长的肉芽组织。

参考文献

1.李春雨.肛肠外科学.北京：科学出版社，2016.

2.李春雨.肛肠病学.北京：高等教育出版社，2013.

3.李春雨，徐国成.肛肠病学.2版.北京：高等教育出版社，2021.

4.李春雨，汪建平.肛肠外科手术学.北京：人民卫生出版社，2015.

5.李春雨，汪建平.肛肠外科手术技巧.北京：人民卫生出版社，2013.

6.张有生，李春雨.实用肛肠外科学.北京：人民军医出版社，2009.

7.李春雨，张有生.实用肛门手术学.沈阳：辽宁科学技术出版社，2005.

8.聂敏，李春雨.肛肠外科护理.北京：人民卫生出版社，2018.

9. 聂敏，李春雨. 肛肠科护士手册. 北京：中国科学技术出版社，2018.

10. 李春雨，朱兰，杨关根，等. 实用盆底外科. 北京：人民卫生出版社，2021.

11. 徐国成，李春雨. 肛肠外科手绘手术图谱. 北京：人民卫生出版社，2022.

12. 李春雨. 肛肠病名医解答. 北京：人民军医出版社，2011.

13. 李春雨. 结肠炎名医解答. 北京：人民军医出版社，2011.

14. 李春雨. 便秘名医解答. 北京：人民军医出版社，2012.

15. 李春雨. 大肠癌名医解答. 北京：人民军医出版社，2012.

16. 李春雨，聂敏. 痔疮就医指南. 北京：中国中医药出版社，2022.

17. 李春雨，杨波，聂敏，等. 肛周脓肿就医指南. 北京：中国中医药出版社，2022.

18. 李春雨，聂敏，孙丽娜. 肛瘘就医指南. 北京：中国中医药出版社，2022.

19. 李春雨，聂敏. 便秘就医指南. 北京：中国中医药出版社，2022.

20. 李春雨，张苏闽，聂敏，等. 结肠炎就医指南. 北京：中国中医药出版社，2022.

21. 李春雨，张伟华，聂敏，等 . 结直肠癌就医指南 . 北京：中国中医药出版社，2022.